中医经典白话图解

刘从明 编著

金匮要略

白话图解

金盾出版社

JINDUN PUBLISHING HOUSE

图书在版编目（CIP）数据

金匮要略白话图解 / 刘从明编著 . -- 北京：金盾出版社，2024.2
（中医经典白话图解）
ISBN 978-7-5186-1663-3

Ⅰ . ①金… Ⅱ . ①刘… Ⅲ . ①《金匮要略方论》 - 图解 Ⅳ . ① R222.3-64

中国国家版本馆 CIP 数据核字 (2024) 第 030484 号

金匮要略白话图解

JIN GUI YAO LUE BAI HUA TU JIE

刘从明　编著

出版发行：金盾出版社	开　本：710mm×1000mm　1/16	
地　　址：北京市丰台区晓月中路 29 号	印　张：14	
邮政编码：100165	字　数：150 千字	
电　　话：（010）68276683	版　次：2024 年 2 月第 1 版	
（010）68214039	印　次：2024 年 2 月第 1 次印刷	
印刷装订：三河市双峰印刷装订有限公司	印　数：1 ～ 5 000 册	
经　　销：新华书店	定　价：66.00 元	

前 言

　　《金匮要略》原名《金匮要略方论》。该书是我国东汉著名医学家张仲景所著《伤寒杂病论》的杂病部分，也是我国现存最早的一部论述杂病诊治的专书，被后世誉为"方书之祖"。"金匮"是存放古代帝王圣训和实录的地方，意指本书内容之珍贵。全书分上、中、下三卷，共25篇，载疾病60余种，收方剂262首。所述病证以内科杂病为主，兼及外科、妇科疾病及猝死急救、饮食禁忌等内容。为了更全面、更生动地呈现这部医学经典，本书对原著进行了编辑创新，选取了原著前22篇，希望能帮助读者以最有效率的方式，轻松地学习《金匮要略》的精华内容。本书选编了原著中的经典名方，每首方剂从组成、用法、用量方面论述。

　　本书体例上分为"原文""白话译文""注释＋解读"三部分内容。"原文"部分以历史上影响最大的元代邓珍刊本为底本，并参考其他相关文献勘校注释编写而成。"白话译文"部分将原文翻译成现代读者容易理解的白话，力求言简意赅。"注释＋解读"部分对难理解的字及有深刻内涵的经文进行字义、读音解读，力求详尽准确。为了使广大读者更好地理解这部医学经典，本书还结合生命科学、养生理论和中国传统文化，对其中的医学思想采用图解和表格的形式进行了全面而系统的诠释。

鉴于作者水平有限，书中可能存在疏漏、谬误、欠妥之处，恳请读者提出宝贵意见，以便再版时修正。

刘从明

目 录

卷中

卷下

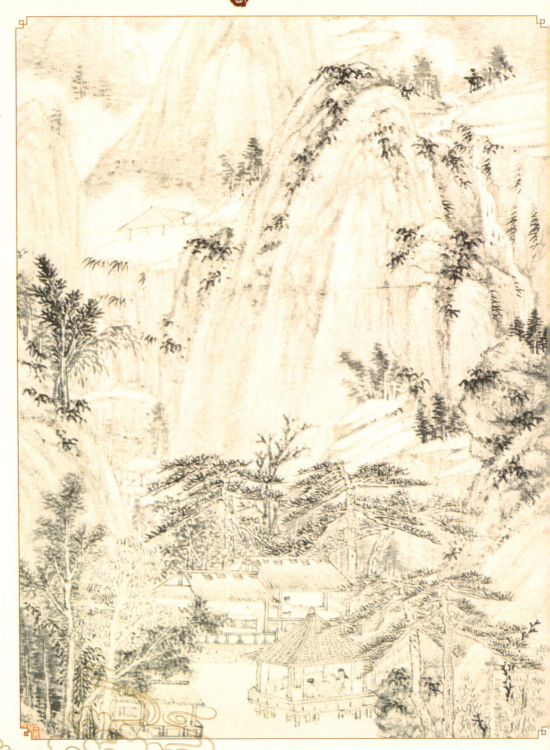

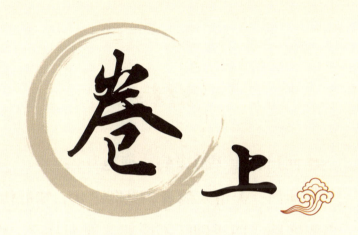

名家带你读

　　本卷论述了疾病的病因、病机、诊断、治疗、预防等，分析了痉、湿、暍、百合、狐惑、阴阳毒、疟病、中风、历节、血痹、虚劳、肺痿、肺痈、咳嗽上气、奔豚气、胸痹、心痛的证治。

藏府经络先后病脉证

第一

治未病

问曰：上工治未病，何也？

师曰：夫治未病者，见肝之病，知肝传脾，当先实脾。四季脾旺不受邪，即勿补之。中工不晓相传，见肝之病，不解实脾，唯治肝也。

上工：指高明的医生。

实脾：调补脾脏之意。

四季脾旺：脾属土，根据《四圣心源》记载，土与其他四行不同，没有专旺的季节，寄生于四季之中，一年中的四个"季节"（即农历三月、六月、九月、十二月潮很旺盛，故云四季脾旺。

【白话译文】

问：高明的医生，在疾病尚未形成之前就事先治疗，这是什么原因呢？

老师回答：事先治疗尚未发病的脏腑，是因为疾病可以传变的缘故。例如，见到肝病，根据五行学说的规律，知道肝病可以传给脾，因此在治疗时，应当首先调养脾脏，但如果一年中的四个"季节"，脾脏都旺盛，就不会受到邪的侵入，此时就不可以用补法来补脾。一般的医生不明白这种相传的道理，见到肝病，不懂得必须先调养脾脏，反而一味地治疗肝病。

上工和中工的区别

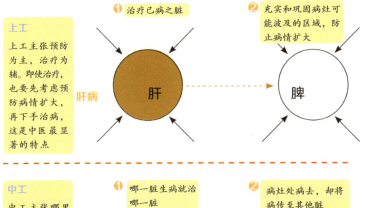

上工
上工主张预防为主，治疗为辅。即使治疗，也要先考虑预防病情扩大，再下手治病，这是中医最显著的特点

① 治疗已病之脏
② 充实和巩固病灶可能波及的区域，防止病情扩大
肝病
肝
脾

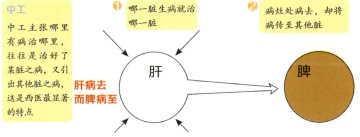

中工
中工主张哪里有病治哪里，往往是治好了某脏之病，又引出其他脏之病，这是西医最显著的特点

① 哪一脏生病就治哪一脏
② 病灶处病去，却将病传至其他脏
肝病去而脾病至
肝
脾

🌀 夫肝之病，补用酸，助用焦苦，益用甘味之药调之。酸入肝，焦苦入心，甘入脾。脾能伤肾，肾气微弱，则水不行；水不行，则心火气盛，则伤肺；肺被伤，则金气不行；金气不行，则肝气盛。故实脾，则肝自愈。此治肝补脾之要妙也。肝虚则用此法，实则不在用之。

经曰："虚虚实实，补不足，损有余。"是其义也。余藏准此。

脾能伤肾：伤，是制约的意思。按五行相克的规律，即脾土能克制肾水。

肾气微弱：指的是肾中阴寒水气不致亢而为害。

虚虚实实：据王冰引《灵枢经》为"无实实，无虚虚"，此处是告诫治虚证不可用泻法，治实证不可用补法，以免犯"虚其虚、实其实"的错误。

虚证、实证鉴别表

	虚证	实证
病程	久病	新病
体质	虚弱	壮实
形态	精神萎靡，身倦乏力，气弱懒言	精神兴奋，声高气粗
疼痛	隐痛喜按	疼痛拒按
二便	大便稀溏，小便清长	大便秘结，小便短赤
舌象	舌淡嫩少苔	舌苔厚腻
脉象	细弱	实而有力

【白话译文】

治疗肝虚证，可以用酸味的药物来补益，用焦苦味的药物来辅助，用甘味的药物来调和。这是因为，五味之中，酸味入于肝经，焦苦味入于心经，甘味入于脾经。如果脾气充盛，就能制约肾水；如果肾气亏虚，就会导致水液运行失常而停滞于下焦；当水不能上行来克制心火时，就会导致心火炽盛而伤肺；如果肺脏受伤，就会导致肺气虚弱；当肺虚不能制约肝气时，就会导致肝气充盛，肝气充盛，则肝虚证就可以自行痊愈。这就是为什么肝出现问题要先补脾的原因。但是，对于肝实证，就不能使用这种方法。

《黄帝内经》上说："如果用泻法来治疗虚证，就会导致虚证更虚；如果用补法来治疗实证，就会导致实证更实。因此，治疗虚证要用补法，治疗实证要用泻法。"治疗肝病，应当先分虚实，其余脏腑的治法也是如此。

疾病产生的原因及预防

夫人禀五常，因风气而生长。风气虽能生万物，亦能害万物，如水能浮舟，亦能覆舟。若五藏元真通畅，人即安和。客气邪风，中人多死。千般疢（chèn）难，不越三条；一者，经络受邪，入藏府，为内所因也；二者，四肢九窍，血脉相传，壅（yōng）塞不通，为外皮肤所中也；三者，房室、金刃、虫兽所伤。以此详之，病由都尽。

若人能养慎，不令邪风干忤（wǔ）经络；适中经络，未流传藏府，即医治之，四肢才觉重滞，即导引、吐纳、针灸、膏摩，勿令九窍闭塞；更能无犯王法、禽兽灾伤，房室勿令竭乏，服食节其冷、热苦酸辛甘，不遗形体有衰，病则无由入其腠（còu）理。腠者，是三焦通会元真之处，为血气所注；理者，是皮肤藏府之文理也。

五常：五行。

风气：这里指自然界的气候，包括风、寒、暑、湿、燥、火六气。

元真：指的是元气或真气。

疢难：疾病。

干忤：干，干犯；忤，逆忤。干忤，指的是触犯或侵犯。

膏摩：用药膏摩擦体表一定部位的外治方法。

005

【白话译文】

一个人在自然界中生活，要遵循五行的常理，并和自然气候息息相关。自然界的气候可以孕化万物，也能伤害万物，就好比水能浮舟，也可覆舟一样。如果人体的五脏真气充实，营卫通畅，就不易生病；如果人体遭受邪气侵袭，就会产生疾病，甚至死亡。疾病种类虽多，但大体可归纳为三类：一是经络先感受邪气，然后传入脏腑而引起疾病，这属于内因；二是外邪侵袭皮肤，阻遏四肢九窍的气血运行而引起疾病，这属于外因；三是房事不节，或受到金刃和虫兽伤害所引起的疾病。用这种方法来归纳，就可以概括所有疾病的原因了。

如果人们平时注重养护体内正气，防止外邪侵犯人体经络，便能保持健康。如果不小心感受外邪，则应在外邪刚侵犯到经络，尚未内传到脏腑时就立即治疗；在初步感受到四肢沉重不适时，立即采用导引、吐纳、针灸、膏摩等方法来治疗，就不会导致九窍闭塞不通。同时，还应注意不可触犯法律法规，避免受到禽兽伤害，房事要有节制，衣着、饮食要适中，五味应调和恰当，不要使身体遭受虚损，这样一来，病邪就不易侵犯人体的腠理。所谓腠，是指人体三焦元气的通路，为血气灌注的地方；所谓理，是指人体皮肤与脏腑的纹理。

读书笔记

脏器的五行之气

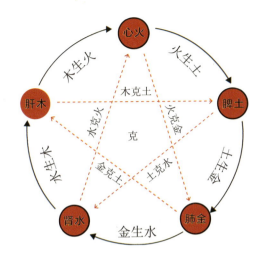

诊断及治疗

🌀 **问曰**：病人有气色见于面部，愿闻其说。

师曰：鼻头色青，腹中痛，苦冷者死；鼻头色微黑色，有水气；色黄者，胸上有寒；色白者，亡血也。设微赤，非时者死；其目正圆者痉（jìng），不治。又色青为痛，色黑为劳，色赤为风，色黄者便难，色鲜明者有留饮。

水气：病名，指的是体内有蓄水。

留饮：病名，属于痰饮病。

【白话译文】

问：患者的气色可以反映在面部，这要如何分辨呢？请您详细谈谈这方面的情况。

老师回答：当鼻头呈现青色，兼有腹中疼痛时，如果又出现严重怕冷的症状，则属于危重症候；鼻头微黑，表示水液停聚于内；如果面部发黄，表示胸口中有阴寒停滞；如果面部发白，为失血过多所致；当人体失血过多时，如果面部微红，又不是因邪热所致，表示为虚阳浮越于上，阴阳离决的死证；如果两眼直视，转动不灵活，表示为严重的痉病，属于难治之症。如果面色发青，表示为痛证；如果面色发黑，表示为肾劳；如果面色红赤，表示为风热；如果面色发黄，表示大便困难；如果面部水肿，并且颜色鲜明光亮的，表示为水饮内停之证。

🌀 **师曰：病人语声寂然喜惊呼者，骨节间病；语声喑喑（yīn）然不彻者，心膈（gé）间病；语声啾啾（jiū）然细而长者，头中病**
一作痛。

寂然：患者安静无话声。

喑喑然：形容话声低微而不清楚。

啾啾然：形容声音细小。

【白话译文】

老师说：如果患者平时安静无声，却突然惊叫的，表示关节有病；如果声音低微不清楚的，表示痰湿阻遏于胸膈；如果声音细小而呻吟不断的，多因头痛所致。

不同病证的表证及
不同季节的脉象

🌀 **师曰：息摇肩者，心中坚；息引胸中上气者咳；息张口短气者，肺痿（wěi）唾沫。**

【白话译文】

老师说：如果患者呼吸时肩部摇摆耸动，表示邪气壅塞于胸膈；如果呼吸时引动肺气上逆，则引发咳嗽；如果张口呼吸上气不接下气的，表示为咳吐涎沫的肺痿病。

🌀 **师曰：吸而微数，其病在中焦，实也，当下之即愈，虚者不治；在上焦者，其吸促；在下焦者，其吸远，此皆难治。呼吸动摇振振者，不治。**

【白话译文】

老师说：呼吸气息比较微弱且偏快的，表示病邪阻塞于中焦，如果属于实证，服用泻下药就可痊愈；如果属于虚证，表示病情危笃。如果病在上焦心肺，则呼吸短促且困难；如果病在下焦肝肾，则呼吸深长，两者都属于难治的病证。如果呼吸时全身动摇不止，表示元气大亏，属于难治之症。

心中坚：心中，指胸中。心中坚，即胸中坚满，多由实邪阻滞所致。

肺痿：指肺叶痿弱不用，以咳吐浊唾涎沫为主症，是中医特有的病名。

吸促：指的是呼吸浅短急促。

吸远：指的是呼吸深长而困难。

寸口：指的是两手寸关尺部位。

四时各随其色：指春青、夏赤、秋白、冬黑的面色。

🌀 **师曰：寸口脉动者，因其旺时而动，假令肝旺色青，四时各随其色。肝色青而反色白，非其时色脉，皆当病。**

【白话译文】

老师说：寸口部的脉象，会随着五脏所旺的季节而变化，同时，面部的颜色也会随之变化。例如，春季肝旺时出现面色发青，弦脉，表示健康无病，属于人体随季节产生的正常变化，其他季节则应当出现夏赤、秋白、冬黑的面色。如果在春季时，面色不发青反而发白，颜色与脉象都不是当季应出现的，就会发生疾病。

病人面色与脉象的生克关系

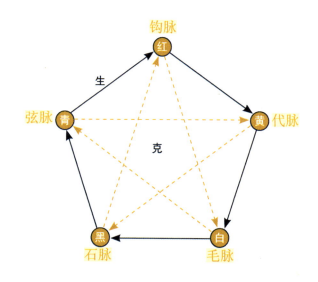

读书笔记

問曰：有未至而至，有至而不至，有至而不去，有至而太过，何谓也？

師曰：冬至之后，甲子夜半少阳起，少阳之时阳始生，天得温和。以未得甲子，天因温和，此为未至而至也；以得甲子，而天未温和，为至而不至也；以得甲子，而大大寒不解，此为至而不去也；以得甲子，而天温和如盛夏五六月时，此为至而太过也。

【白话译文】

问：自然界的时令和节气，通常是相应的。然而，有时候，时令未到而相应的节气却已到，或时令已到而相应的节气却未到，或时令已到而不相应的节气却未去，或时令已到而不相应的节气却提早来到，这是什么原因呢？

老师回答：冬至以后的第一个甲子日的夜半，属于少阳当令初起之时，此时阳气初生，天气变得温暖和煦。如果冬至后尚未到甲子日，而气候却已经变暖，属于时令未到而节气已到；如果已到甲子日而气候尚未变暖，属于时令已到而节气未到；如果已到甲子日而气候仍然寒冷，属于时令已到而严寒的节气当去未去；如果到甲子日而节气却已像夏季那样炎热，属于时令已到而温热节气过早到来。

未至而至：第一个"至"指的是时令至，第二个"至"指的是气候至。

甲子：此处所说的甲子是指冬至之后六十日第一个甲子夜半，此时正值雨水节气，并非指甲子日。

少阳起：少阳，是古代用来指代时令的名称。少阳起，是指一阳从东方初起而出于地上。

以：音义同"已"。

✏ 读书笔记

前：指的是关前寸脉。

后：指关后尺脉。

极：指困惫。余篇之"极"，多解作此意。

师曰：病人脉浮者在前，其病在表；浮者在后，其病在里，腰痛背强不能行，必短气而极也。

浮脉

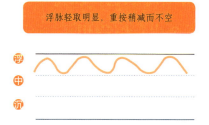

浮脉轻取明显，重按稍减而不空

浮脉寸口三部脉象

读书笔记

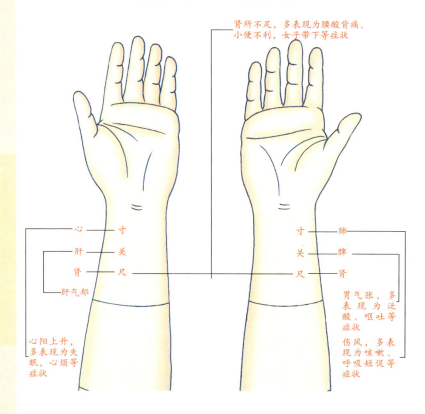

肾所不足，多表现为腰酸背痛、小便不利，女子带下等症状

心阳上升，多表现为失眠、心烦等症状

胃气胀，多表现为泛酸、呕吐等症状

伤风，多表现为咳嗽、呼吸短促等症状

【白话译文】

老师说：如果患者的寸脉出现浮脉，表示病在体表；如尺脉出现浮脉，表示病在体内，可有腰背疼痛，行走困难，还会出现呼吸短促的病危证候。

杂病病机、分类及五邪侵犯人体的规律

❧ **问曰：经云厥（jué）阳独行，何谓也？**

师曰：此为有阳无阴，故称厥阳。

厥阳：厥，上逆之意。厥阳，指阳气偏盛，孤阳上逆。

【白话译文】

问：内经上说"厥阳独行"，这如何解释呢？

老师回答：这是阴气衰竭于下导致阳气失去依附，过度亢奋，孤阳上逆，因而称为"厥阳独行"。

❧ **问曰：寸脉沉大而滑，沉则为实，滑则为气，实气相搏，血气入藏即死，入府即愈，此为卒厥。何谓也？**

师曰：唇口青，身冷，为入藏，即死；如身和，汗自出，为入府，即愈。

实气：实，指血实；气，指气实。实气，指的是邪气实于气血，而不是正常的气血充实。

卒厥：卒，同猝。卒厥，是突然昏倒的一种病症。

身和：身体温和。

沉脉

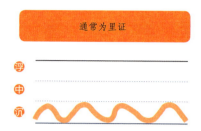

通常为里证

浮
中
沉

沉脉寸口三部脉象

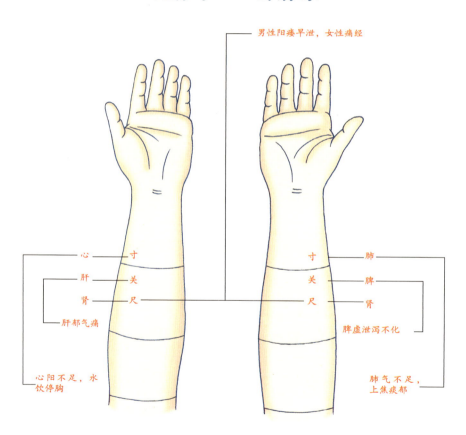

男性阳痿早泄，女性痛经

心 — 寸   寸 — 肺
肝 — 关   关 — 脾
肾 — 尺   尺 — 肾

肝郁气痛   脾虚泄泻不化

心阳不足，水   肺气不足，
饮停胸   上焦痰郁

【白话译文】

问：寸口的脉象沉大而滑，沉脉主实邪内阻，滑脉主气病。实邪与气病相互搏结，如果病邪入于脏，表示病情危急；如果病邪入于腑，表示相对容易痊愈，这种证候称为"卒厥"。入脏、入腑应该怎样区别呢？

老师回答：如果患者口唇青紫，皮肤和四肢发凉，属于病邪入于脏，表示病情严重，预后不良；如果患者身体温和，微汗自出，属于病邪入于腑，表示病情容易痊愈。

问曰：脉脱入藏即死，入府即愈，何谓也？

师曰：非为一病，百病皆然。譬如浸淫疮，从口起流向四肢者，可治，从四肢流来入口者，不可治。病在外者可治，入里者即死。

脉脱：指脉下伏不见，是邪气阻遏正气，血脉不通所致。

浸淫疮：皮肤病的一种，能从局部遍及全身。

【白话译文】

问：如果患者的脉搏突然消失不见，当病邪入于脏则病情危重，当病邪入于腑则容易痊愈，这是什么原因呢？

老师回答：不仅仅是只有脉搏突然消失不见才会如此，其他的病证也是这样的。譬如，患浸淫疮病，如果疮从口唇部向四肢发展，表示病势由内向外发展，因此可以很快治愈；如果疮从四肢向口唇部蔓延，表示病势由外向内发展，因此病情不容易治愈。总之，病在脏则病情较重；病

读书笔记

在腑则病情较轻；病势由外传内的难治；病势由内传外的易治。

🐚 **问曰：阳病十八，何谓也？**

师曰：头痛，项、腰、脊、臂、脚掣痛。

阴病十八，何谓也？

师曰：咳、上气、喘、哕（yuě）、咽（yē）、肠鸣、胀满、心痛、拘急。五藏病各有十八，合为九十病。人又有六微，微有十八病，合为一百八病。五劳、七伤、六极、妇人三十六病，不在其中。

清邪居上，浊邪居下，大邪中表，小邪中里，䅽饪之邪，从口入者，宿食也。五邪中人，各有法度，风中于前，寒中于暮，湿伤于下，雾伤于上，风令脉浮，寒令脉急，雾伤皮腠，湿流关节，食伤脾胃，极寒伤经，极热伤络。

阳病：指属外表经络的病证。

阴病：指属内部脏腑的病证。

咽：指咽中梗塞。

饪：指饮食。

五邪：指风、寒、湿、雾、饮食之邪。

前：指午前。

【白话译文】

问：阳病有18种，是哪些病呢？

老师回答：包括头痛，项、腰、脊、臂、脚抽掣疼痛。

问：阴病18种，是哪些病呢？

老师回答：有咳、上气、喘、哕、咽、肠鸣、胀满、心痛、拘急。五脏病各有 18 种，总共为 90 种病；人又有六腑，六腑分别有 18 种病，故总合为 108 种病。此外还有五劳、七伤、六极和妇女共 36 种病，都不包括在内。

雾露邪气，大多侵袭人体的上部；水湿邪气，大多侵袭人体的下部；风邪大多侵袭体表；寒邪大多侵袭体内；从口而入的疾病，则属于饮食不节的食积病。风、寒、湿、雾、饮食侵袭人体，各有规律。风邪大多在上午侵袭人体，寒邪大多在傍晚侵袭人体；湿邪侵袭人体的下部，雾邪侵袭人体的上部。风邪侵犯人体多表现为浮脉，寒邪侵犯人体多表现为紧脉，雾露之邪容易损伤人体皮肤腠理，湿浊之邪容易流注于关节，饮食不节则容易损伤脾胃，极寒之邪容易损伤经脉，极热之邪容易损伤络脉。

五邪

五邪	特性	病位	病变
风	大邪（泛散）	中表；中于前（午前）	令脉浮
寒	小邪（紧迫）	中里；中于暮	令脉急
雾	清邪	居上；伤于上	伤皮腠
湿	浊邪	居下；伤于下	流关节
宿食	谷饪之邪	伤于中	伤脾胃

读书笔记

清谷：指的是大便完谷不化。

🌀 问曰：病有急当救里、救表者，何谓也？

师曰：病，医下之，续得下利清谷不止，身体疼痛者，急当救里；后身体疼痛，清便自调者，急当救表也。

【白话译文】

问：治疗急证，有时先治里证，有时先治表证，这该如何处理呢？

老师回答：如果疾病在表，误用泻下法治疗后，患者出现下利清谷不止，此时尽管有身体疼痛的表证，也应当立即治疗里证，服药后，患者身体仍有疼痛，如大便已正常，则应尽快治疗表证。

🌀 夫病痼（gù）疾，加以卒病，当先治其卒病，后乃治其痼疾也。

【白话译文】

如果患者平素患有慢性病，又患上了新病，则应该先治新病，然后治疗原有的慢性病。

读书笔记

师曰：五藏病各有所得者愈，五藏病各有所恶，各随其所不喜者为病。病者素不应食，而反暴思之，必发热也。

所得：指适合患者的饮食和居住场所。

所恶：指患者所厌恶的饮食和居住场所。

【白话译文】

老师说：治疗五脏病证，必须配合适当的饮食、居住场所，这样可促进患者的康复；反之，病情就会加重。如果患者突然吃不当的食物，就会容易助长病邪而引起发热。

夫诸病在藏，欲攻之，当随其所得而攻之，如渴者，与猪苓汤。余皆仿此。

在藏：这里泛指在里的疾病。

所得：指病邪与有形之邪如痰、血、水、食等相结合的意思。

【白话译文】

治疗里实证，必须根据其病因来用对症治疗。比如，治疗口渴，如果病是阴虚内热与水邪互结所致的，就应该服用猪苓汤来利水，湿去则热除，口渴也可以随之而解。其他的病证也是如此治疗。

读书笔记

痉湿暍病脉证

痉 病

太阳病，发热无汗，反恶寒者，名曰刚痉。

太阳病，发热汗出，而不恶寒，名曰柔痉。

太阳病，发热，脉沉而细者，名曰痉，为难治。

【白话译文】

患太阳病，出现发热、无汗，却反而怕冷，称为刚痉。

患太阳病，如果出现发热、汗出，反而不怕冷，称为柔痉。

患太阳病，出现发热，并且脉象沉细的，表明是正气亏损不足、邪气炽盛的痉病，比较难以治疗。

 ❧ **太阳病，发汗太多，因致痉。**

夫风病，下之则痉，复发汗，必拘急。

⟨痉家⟩虽身疼痛，不可发汗，汗出则痉。 →

痉家：指的是久
患疮疡或被金刃
刳伤之人。

【白话译文】

患太阳病，如果误用发汗法发汗过多，损伤津液，就
会导致痉病的产生。

患太阳中风表虚证，治疗应当调和营卫，如果误用攻
下法，损伤津液，也会导致痉病；如果一误再误，再用发
汗法发汗，严重损伤津液，就会导致筋脉失养而出现拘挛。

如果久患疮疡病，即使出现身体疼痛的表证，也不能
用发汗法治疗，否则将会损伤津液，以致形成痉病。

 ❧ **病者，身热足寒，颈项强（jiàng）急，
恶寒，时头热，面赤目赤，独头动摇，卒（cù）
口噤（jìn），背反张者，痉病也。** →

卒口噤：卒，
同猝，突然的
意思。卒口噤，
即突然牙关紧
闭，不能说话。

**若发其汗者，寒湿相得，其表益虚，即恶
寒甚。发其汗已，其脉如蛇。**

【白话译文】

患者出现身体发热，两脚寒冷，颈项强直拘紧，怕
冷，时有头部发热，面部与两眼发红，头部不自主地摇

动，突然牙关紧闭，腰背强直，角弓反张等症状，表示为痉病。

如果此时用汗法发汗，肌表的寒邪就会与汗湿相合，阻遏腠理的气机，就会导致肌表的卫气更虚，卫气不能温煦肌表，则更容易怕冷，等到发汗后，则会出现起起伏伏如同蛇行一般的脉象。

🌀 **暴腹胀大者，为欲解，脉如故；反伏弦者，痉。**

夫痉脉，按之紧如弦，直上下行。

痉病有灸疮，难治。

上下行："上"指的是脉的寸部，"下"指的是脉的尺部。上下行，即从寸部到尺部。

灸疮：因火灸所致的疮。

【白话译文】

如果腹部突然胀大，表示病即将痊愈，脉象没有什么变化；如果脉象反而沉伏而弦的，表示痉病未解。

痉病的脉象，特征为由寸部到尺部皆出现弦紧的脉象。

患痉病，同时又兼有灸疮的，治疗比较困难。

🌀 **太阳病，其证备，身体强，几几（shū）然，脉反沉迟，此为痉，瓜蒌桂枝汤主之。**

几几然：本指小鸟羽短，欲飞不能、伸着脖子的样子，以此形容患者项背强急、俯仰不能的状态。

【白话译文】

患太阳病，出现头项强痛、发热、自汗、恶风等症状，同时又出现项背强直、俯仰不能自如，以及沉迟的脉象，属于痉病，可以服用瓜蒌桂枝汤治疗。

瓜蒌桂枝汤方

瓜蒌根、甘草各6克，桂枝、芍药、生姜各9克，大枣12枚。

用法：上六味，以水900毫升，煮取300毫升，分三次温服，取微汗出，病即可解。若汗不出，服药后稍等片刻，吃热粥一碗，以助药力发汗。

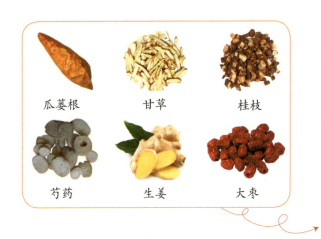

瓜蒌根　　甘草　　桂枝

芍药　　生姜　　大枣

功效解析：解肌发表，生津舒筋。主治柔痉。症见恶寒发热，汗出，恶风，身体强，几几然，脉沉迟而有力者。

🍂 **太阳病，无汗而小便反少，气上冲胸，口噤不得语，欲作刚痉，葛根汤主之。**

【白话译文】

患太阳病，无汗，小便减少，自觉有气上冲胸口，牙关紧闭而不能说话，这是即将发生刚痉的先兆，可以服用葛根汤治疗。

读书笔记

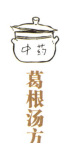

葛根汤方

葛根 12 克，麻黄（去节）、生姜（切）各 9 克，桂枝（去皮）、甘草（炙）、芍药各 6 克，大枣 12 枚（擘）。

用法：上七味，哎咀（fǔ jǔ），以水 1 升，先煮麻黄、葛根，减至 800 毫升，去上沫，纳诸药，再煮取 300 毫升，去渣，每次温服 100 毫升，取微汗出。

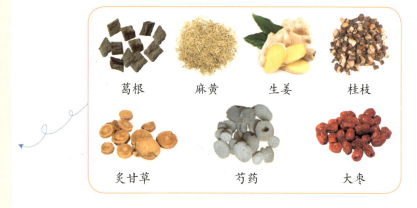

葛根　　　麻黄　　　生姜　　　桂枝

炙甘草　　　　芍药　　　　大枣

功效解析：发汗解毒，升津舒筋。主治刚痉。症见发热恶寒，无汗而小便反少，气上冲胸，口噤不得语，脉浮弦紧。

卧不着席：平卧背不能贴近席子，形容背反张之甚。

🌀 **痉为病，胸满口噤，卧不着席，脚挛急，必龂（xiè）齿，可与大承气汤。**

【白话译文】

刚痉的症状表现为：胸部胀满，牙关紧闭而不能说话，不能平卧在床，双腿挛急，磨牙而有声音。可以服用大承气汤治疗。

大承气汤方

大黄（酒洗）、枳实（炙）各12克，厚朴（去皮）15克，芒硝9克。

用法：上四味，用水1升，先煮厚朴、枳实，取500毫升，去渣；纳大黄，更煮取200毫升，去渣，纳芒硝，再上微火煎一二沸，分二次温服。得下，余勿服。

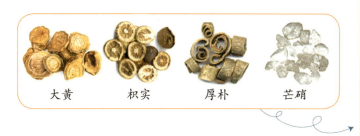

大黄　　枳实　　厚朴　　芒硝

功效解析：峻下热积。主治阳明实热痉。症见胸满口噤，卧不着席，脚挛急，必齘齿，脉实有力。

湿 病

🌀 太阳病，关节疼痛而烦，脉沉而细者，此名湿痹（bì）。湿痹之候，小便不利，大便反快，但当利其小便。

烦：这里引申为剧烈的意思，形容关节疼痛之程度。

候：证候。

（湿家）之为病，一身尽疼，发热，身色如熏黄也。

湿家：感受湿邪的患者。

【白话译文】

患太阳表证，兼有关节疼痛，心烦不安，以及脉象沉细的，表示为湿痹病。湿痹的症候，如果出现小便不通利，大便反而爽快的，应当用通利小便法来治疗。

患湿病的人，全身疼痛、发热，皮肤颜色好像被烟熏过一样暗黄。

🌀 **湿家，其人但头汗出，背强，欲得被覆向火。若下之早则哕，或胸满，小便不利，舌上如胎者，以丹田有热，胸上有寒，渴欲得饮而不能饮，则口燥烦也。**

　　湿家下之，额上汗出，微喘，小便利者死，若下利不止者，亦死。

【白话译文】

　　患湿病的人，只有头部出汗，背部强直，喜欢裹着棉被或烤火取暖，如果过早使用攻下法，则会出现呃逆，或胸部胀满，小便不通利。如果舌上出现白滑苔，表示误用攻下法后导致邪热陷下于丹田，而寒湿仍停聚于胸膈，因此出现口渴想喝水，但又喝不下，只是口中干燥难以忍受。

　　患湿病的人，如果误用攻下法后，出现额上出汗，轻微气喘，小便通利的，为难治之症；如果腹泻不止，也同样难治。

🌀 **风湿相搏，一身尽疼痛，法当汗出而解，值天阴雨不止，医云此可发汗，汗之病不愈**

被覆向火：用患者想近火、盖被等取暖的欲望，形容其恶寒比较严重。

哕：呃逆。

丹田：穴名，在脐下三寸处，这里泛指下焦。

小便利：指小便清长而频数。

✏️ **读书笔记**

者，何也？盖发其汗，汗大出者，但风气去，湿气在，是故不愈也。

若治风湿者，发其汗，但微微似欲出汗者，风湿俱去也。

【白话译文】

风邪与湿邪相合而侵袭人体，出现周身疼痛，应当用发汗法治疗，使风湿邪气随汗而出，则病情可以痊愈。如果正逢阴雨不停，医生可以用发汗法治疗，发汗后病情却不见改善，这是什么原因呢？这是因为发汗太快，出汗太多，只有风邪随汗而出，但湿邪仍在体内，因此没有被治愈。

用发汗法治疗风湿病，只需使身体微微出汗，风湿邪气才能随汗而解。

湿家病，身疼发热，面黄而喘，头痛，鼻塞而烦，其脉大，自能饮食，腹中和无病，病在头中寒湿，故鼻塞，内药鼻中则愈。

湿家身烦疼，可与麻黄加术汤发其汗为宜，慎不可以火攻之。

攻：作治疗解。

【白话译文】

久患湿病的人，出现身体疼痛而发热，面色发黄而又气喘，头痛，鼻塞，心烦不安，脉象大，饮食正常，这是因为肠胃调和无病，而病在头部，是头部受了寒湿之邪的侵袭，阻塞鼻窍，所以鼻塞不通，治疗时应将宣泄寒湿的药物塞在鼻子里，则病可痊愈。

久患湿病，会出现身体疼痛，心烦不宁，应当用麻黄加术汤发汗治疗，千万不可用火熏、温针等火攻法治疗。

中药 麻黄加术汤方

麻黄（去节）、杏仁（去皮、尖）各9克，桂枝（去皮）6克，甘草（炙）3克，白术12克。

用法：上五味，用水900毫升，先煮麻黄，煎至水减少200毫升，去上沫，纳诸药，煮取250毫升，去渣，温服150毫升，覆被取微汗。

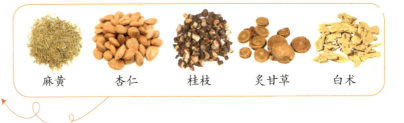

麻黄　　杏仁　　桂枝　　炙甘草　　白术

功效解析：发汗解表，散寒除湿。治寒湿在表湿痹。症见外感寒湿，恶寒发热，身体烦疼，无汗不渴，苔白腻，脉浮紧者。

日晡所：指十二时辰之申时，即下午三点钟至五点钟，称晡时或日晡所。

久伤取冷：劳伤汗出而入冷水者。

🌀 病者一身尽疼，发热，日晡（bū）所剧者，名风湿。

此病伤于汗出当风，或久伤取冷所致也。可与麻黄杏仁薏苡甘草汤。

【白话译文】

患者出现全身疼痛，发热，每天下午 3 ～ 4 点时症状更加严重的，属于风湿病。

此病是由于出汗时皮肤腠理疏松，而又感受风邪，或是长时间贪凉所致。可以服用麻黄杏仁薏苡甘草汤治疗。

中药

麻黄杏仁薏苡甘草汤方

麻黄（去节）、薏苡仁各 7 克，（汤泡）甘草（炙）14 克，杏仁 3 克（去皮、尖，炒）。

用法：上药共锉麻豆大小，每服 12 克，用水 230 毫升，煮至 180 毫升，去渣温服。有微汗，避风。

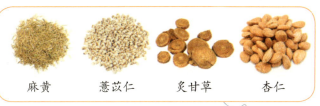

| 麻黄 | 薏苡仁 | 炙甘草 | 杏仁 |

功效解析：解表祛湿。主治风湿在表湿痹。症见一身尽疼，发热，日晡所剧，苔白腻，脉浮缓或濡数。

🌀 **风湿，脉浮，身重，汗出，恶风者，防己黄芪汤主之。**

【白话译文】

风湿患者，脉象浮，身体沉重，汗出怕风的，应当用防己黄芪汤治疗。

✏️ 读书笔记

防己 12 克，黄芪（去芦）15 克，甘草（炒）6 克，白术 9 克。

防己黄芪汤方

用法：上锉麻豆大，每服 15 克，生姜四片，大枣一枚，水盏半，煎八分，去渣温服，良久再服，服后当如虫行皮中，以腰以下如冰，后坐被中，又以一被绕腰以下，温令微汗，瘥。现代用法：作汤剂，加生姜、大枣，水煎服，用量按原方比例酌定。

功效解析：益气祛风，健脾利水。主治风湿兼气虚湿痹。症见汗出恶风，身重微肿，或肢节疼痛，小便不利，舌淡苔白，脉浮。

防己　　黄芪　　甘草　　白术

🌀 **伤寒八九日，风湿相搏，身体疼烦，不能自转侧，不呕不渴，脉浮虚而涩者，桂枝附子汤主之。若大便坚，小便自利者，去桂加白术（zhú）汤主之。**

【白话译文】

患伤寒病八九天，风邪与湿邪相合侵袭人体，出现身体疼痛且心烦不安，不能自由转侧，不呕吐也不渴，脉象浮虚而涩的，应当服用桂枝附子汤治疗；如果大便硬结，小便正常的，则应当去桂枝加白术汤治疗。

📝 读书笔记

桂枝附子汤方

桂枝 12 克（去皮），附子 15 克（炮，去皮），生姜 9 克（切），大枣 12 枚（擘），甘草 6 克（炙）。

用法：上药五味，以水 1800 毫升，煮取 600 毫升，去渣，分三次温服。

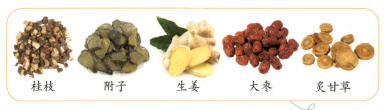

桂枝　　附子　　生姜　　大枣　　炙甘草

功效解析：祛风除湿，温经散寒。治风湿相搏或正虚内寒所致的病症。

白术附子汤方

白术 6 克，附子 10 克（炮，去皮），甘草 3 克（炙），生姜 4.5 克（切），大枣 6 枚。

用法：上五味，以水 1.2 升，煮取 400 毫升，去渣，分三次温服。一服觉身痹半日许，再服、三服都尽。其人如果头晕眼花，这是服药后的反应，不必惊慌。

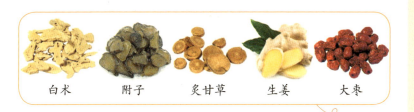

白术　　附子　　炙甘草　　生姜　　大枣

功效解析：温阳通经，祛风除湿。主治风湿身痛。症见身体疼烦，不能自转侧，不呕不渴，脉浮虚而涩，大便坚，小便自利者。

掣痛：掣，牵拉的意思。掣痛，即牵引作痛。

🌀 **风湿相搏，骨节疼烦，掣痛不得屈伸，近之则痛剧，汗出短气，小便不利，恶风不欲去衣，或身微肿者，甘草附子汤主之。**

【白话译文】

风与湿邪相合侵袭人体，出现四肢抽掣、疼痛难忍、关节屈伸不利的症状，用手触摸则疼痛更为严重，汗出，气短，小便不通利，怕风，不愿脱减衣服，或是出现轻度水肿的，应当服用甘草附子汤治疗。

功效解析：温阳散寒，祛湿止痛。主治风湿痛。症见骨节疼烦，掣痛不得屈伸，近之则痛剧，汗出短气，小便不利，恶风不欲去衣，或身微肿。

甘草附子汤方

甘草（炙）、白术各6克，附子（炮，去皮，破）、桂枝（去皮）各12克。

用法：上四味，以水1.2升煮取600毫升，去渣。温服200毫升，一日三次。初服得微汗则解。

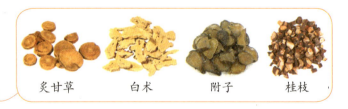

炙甘草　　　白术　　　附子　　　桂枝

暍 病

暍：伤暑。

🌀 **太阳中暍（yē），发热恶寒，身重而疼痛，其脉弦细芤（kōu）迟。小便已，洒洒然毛耸，**

手足逆冷，小有劳，身即热，口开，前板齿燥。若发其汗，则其恶寒甚；加温针，则发热甚；数下之，则淋甚。

　　太阳中热者，喝是也。汗出恶寒，身热而渴，白虎加人参汤主之。

口开：这里指暑热内扰，气逆张口作喘之状。

板齿：门齿。

【白话译文】

　　暑邪伤犯人体，症状表现为发热、怕冷、身体沉重而疼痛，脉象弦细而兼芤迟，小便结束后寒栗，身上汗毛竖起，四肢逆冷，稍微劳动，则身体就燥热，张口喘气，牙齿干燥。如果此时误用发汗法，怕冷的症状就会加重；如果误用温针，发热就更为严重；如果误用泻下法，就会出现小便短少、淋涩而疼痛的淋病。

　　人体感受暑热而患太阳表证，属于喝病，也就是伤暑病，症状表现为：出汗，怕冷，全身发热，口渴。应当服用白虎加人参汤治疗。

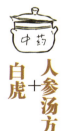

中药

白虎+人参汤方

　　知母18克，石膏48克（碎，绵裹），甘草（炙）6克，粳米18克，人参9克。

　　用法：上五味，以水一斗，煮到米熟汤成，去渣，温服。每次一升，每日三次。

读书笔记

功效解析：清热
泻火，益气生津。
主治伤寒或温
病，里热盛而气
阴不足，发热，
烦渴，口舌干燥，
汗多，脉大无力；
暑病津气两伤，
汗出恶寒，身热
而渴。

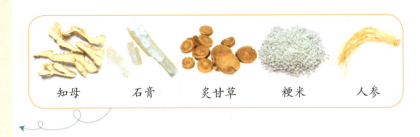

知母　石膏　炙甘草　粳米　人参

🌰 **太阳中暍，身热疼重，而脉微弱，此以夏月伤冷水，水行皮中所致也，一物瓜蒂汤主之。**

【白话译文】

患太阳中暑，出现发热，身体疼痛而沉重，脉象微弱，这是因为夏季贪饮凉食，或是汗出用冷水淋浴，水湿之邪行于皮肤中所致起。应当服用一物瓜蒂汤治疗。

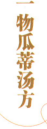
一物瓜蒂汤方

瓜蒂 2～7 个（一本云 20 个）。

用法：以水 1 升，煮取五合，去渣顿服。

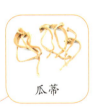

瓜蒂

功效解析：清热
解暑，行水散
湿。主治伤暑。
症见身热身重，
周身疼痛，脉
象微弱。

百合狐惑阴阳毒病证治 第三

百合病

论曰：百合病者，百脉一宗，悉致其病也。意欲食，复不能食，常默然，欲卧不能卧，欲行不能行，饮食或有美时，或有不用闻食臭时，如寒无寒，如热无热，口苦，小便赤，诸药不能治，得药则剧吐利，如有神灵者，身形如和，其脉微数。

每溺时头痛者，六十日乃愈；若溺时头不痛，淅然者，四十日愈；若溺快然，但头眩者，二十日愈。其证或未病而预见，或病四五日而出，或病二十日、或一月微见者，各随证治之。

默然：指患者精神不振，沉默不语的样子。

淅然：形容怕风、寒栗的样子。

预见：见，同"现"，显露的意思。

【白话译文】

有些观点认为：人身上的血脉，分之有百，合之则同出一源，皆源自心肺，源有病则百脉皆病。百合病的症状表现为：想要进食，却又吃不下，经常沉默不语，想睡觉又睡不着，想行走又走不动；有时食欲很好，有时又不愿闻到饮食的气味，似乎怕冷，但又没有寒证，似乎有热，但又没有热证；口中发苦，小便赤红，即使服用许多药物也不能改善病情，服药后甚至出现呕吐或是腹泻，神情恍惚不定，但没有明显的症状，只是脉搏稍快。

如果患者在小便时出现头痛的，一般 60 天可以好转；如果患者在小便时头不痛，但怕风的，患病约 40 天可以好转；如果患者在小便时很畅快，只感觉头晕的，患病约 20 天可以好转。以上这些症状，有的在患病之前就会出现，有的在患病四五天后出现，有的在患病 20 天或 1 个月后才稍微出现，在进行治疗时，应当根据具体症状，分别进行治疗。

百合病，发汗后者，百合知母汤主之。

百合病，下之后者，滑石代赭（zhě）汤主之。

百合病，吐之后者，百合鸡子汤主之。

百合病，不经吐、下、发汗，病形如初者，百合地黄汤主之。

【白话译文】

患百合病，误用发汗法后，用百合知母汤主治。

患百合病，误用攻下法治疗的，应该服用滑石代赭汤

读书笔记

来治疗。

患百合病，误用吐法而发病的，应该服用百合鸡子汤治疗。

百合病未使用催吐、泻下、发汗等方法治疗，而症状表现与第一条所述相同的，应该服用百合地黄汤治疗。

百合知母汤方

百合7枚（擘），知母9克（切）。

用法：先以水洗百合，浸泡一夜，当白沫出，去其水，再以泉水400毫升，煎取200毫升，去渣；另以泉水400毫升，煎知母，取200毫升，去渣。将两次药汁混和煎，取300毫升，分两次温服。

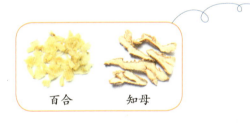

百合　　知母

功效解析：养阴清热，润燥除烦。主治百合病误发汗后心肺阴虚以肺热为主者。症见咳嗽，痰少而黏，或带血丝，口燥，鼻干，小便赤，心烦，失眠（欲卧不得卧）或手足烦热，舌红、苔少或薄黄，脉虚数。

滑石代赭汤方

百合7枚（擘），滑石9克（碎，绵裹），代赭石（如弹子大）1枚（碎，绵裹）。

用法：上药先以水洗百合，浸泡一夜，当白沫出，去其水，更以泉水400毫升，煎取200毫升，去渣；另以泉水400毫升，煎滑石、代赭石，取200毫升，去渣，与前百合煎汁合和，再煎取300毫升，分两次温服。

📝 读书笔记

功效解析：养阴利水，和胃降逆。主治百合病误下后伤阴。症见溺后脘颤、心烦、干咳、频频欲呕或恶心，四肢况重懒动，头晕、善太息，意欲食复不能食，舌红、苔腻，脉虚数。

功效解析：滋阴清热。主治百合病。症见心烦，惊悸，失眠，多梦，干咳，少痰，口干口苦，心神涣散，大便干、小便赤，或欲卧不得卧，舌红，少苔，脉细微数。

不差：不解。

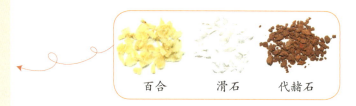

百合　滑石　代赭石

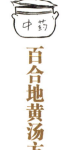

百合地黄汤方

百合7枚（擘），生地黄汁200毫升。

用法：以水浸洗百合，浸泡一夜，去其水；再以泉水400毫升，煎取200毫升，去渣；入地黄汁，煎取300毫升，分两次温服。服药生效，不要再服。服药期间，患者大便黑色如漆，此为地黄汁本色所染，停药后即可消失。

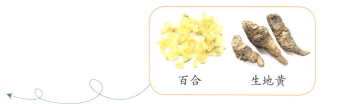

百合　生地黄

百合病一月不解，变成渴者，百合洗方主之。

百合病，渴不差者，瓜蒌牡蛎散主之。

百合病，变发热者（一作发寒热），百合滑石散主之。

百合病见于阴者，以阳法救之；见于阳者，

以阴法救之。见阳攻阴，复发其汗，此为逆；
见阴攻阳，乃复下之，此亦为逆。

【白话译文】

如果患百合病一个月仍不痊愈，反而出现口渴的，应该用百合洗方治疗。

患百合病，口渴不止的，用瓜蒌牡蛎散方主治。

患百合病原本不应当发热，如果出现发热的（或出现明显寒热的），用百合滑石散主治。

患百合病，如果出现阴寒证，应该用温阳散寒法；如果出现阳热证，则应该用滋阴清热法。如果出现阳热证，反用温阳散寒法治疗，又再发其汗，属于逆治（误治）；如果出现阴寒证，却用滋阴清热法治疗，又服用泻下药，这也属于逆治（误治）。

百合洗方

百合100克。

用法：以水2升，浸泡百合一夜，以洗身。洗毕，再食以粳米和小麦做成的煮饼，不加盐和豆豉，有生津止渴、益气养阴的作用。

百合

功效解析：清心润肺，益阴和气。主治百合病变渴者。症见饥不欲食、失眠、口渴、口苦、小便赤、舌红、少苔，脉细。

瓜蒌牡蛎散方

瓜蒌根、牡蛎（熬）等分。

用法：上为细末。每次 10 克，以温开水调服，一日三次。

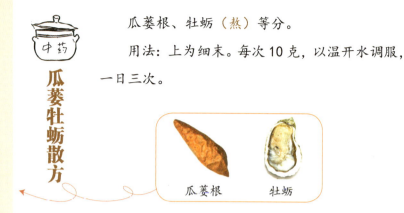

瓜蒌根　　牡蛎

功效解析：生津止渴，益阴潜阳，主治百合病口渴不止。

百合滑石散方

百合 30 克（炙），滑石 90 克。

用法：上为散。饮服 9 克，每日服三次。当小便畅利时停服，里热即从小便而去，肌肤表热自除。

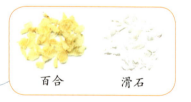

百合　　滑石

功效解析：滋阴润肺，清热利尿。主治百合病变发热者。症见心烦，干咳、咽燥，身况重而困，欲行不得行，小便赤，头痛而沉，痰少，或发寒热，舌红、少苔或黄而腻，脉虚数。

狐惑病

蚀：腐蚀。

阴：指的是肛门和生殖器前后二阴。

狐惑之为病，状如伤寒，默默欲眠，目不得闭，卧起不安，蚀于喉为惑，蚀于阴为狐，不欲饮食，恶闻食臭，其面目乍赤、乍黑、乍白。蚀于上部则声喝（yè），甘草泻心汤主之。

【白话译文】

患狐惑病，症状表现与伤寒病很类似，患者沉默想睡，却不能闭目安眠，躺下又想起身，心烦不安。虫毒侵蚀于上部咽喉的称为惑病，侵蚀于下部前后二阴的称为狐病。患者不想吃东西，厌烦饮食的气味；同时面色及眼睛的颜色也变化无常，有时红，有时黑，有时白。如果侵蚀于咽喉，就会出现声音嘶哑的症状。应当服用甘草泻心汤治疗。

甘草泻心汤方

甘草12克（炙），黄芩、干姜、半夏（洗）各9克，大枣12枚（擘），黄连3克。

用法：上六味，以水2升，煮取1.2升，去渣，再煎取600毫升。温服200毫升，一日三次。

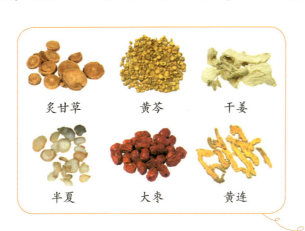

炙甘草　黄芩　干姜

半夏　大枣　黄连

《金匮要略》中的常用药物：甘草

性味与归经	甘，平。归心、肺、脾、胃经。
功能与主治	补脾益气，清热解毒，祛痰止咳，缓急止痛，调和诸药。用于脾胃虚弱，倦怠乏力，心悸气短，咳嗽痰多，脘腹、四肢挛急疼痛，痈肿疮毒，缓解药物毒性、烈性。
用法与用量	内服：2～10克，煎服。

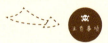

不可与海藻、大戟、甘遂、芫花同用。

蚀于下部则咽干，苦参汤洗之。

蚀于肛者，雄黄熏之。

《脉经》云：病人或从呼吸上蚀其咽，或从下焦蚀其肛，阴蚀上为惑，蚀下为狐，狐惑病者，猪苓散主之。

病者脉数，无热，微烦，默默但欲卧，汗出，初得之三四日，目赤如鸠（jiū）眼；七八日，目四眦（zì）黑。若能食者，脓已成也，赤小豆当归散主之。

无热：指无寒热。

鸠眦：鸠，鸟名，《说文解字》"鸠，俗称斑鸠，其目色赤"。

四眦：眦，眼角；四眦，指两眼内外眦。

【白话译文】

虫毒腐蚀于前阴部，就会出现咽喉干燥的症状，用苦参汤熏洗。

腐蚀于肛门的，用雄黄外熏。

《脉经》云：此症或者从上呼吸道腐蚀咽喉，或者从下腐蚀肛门。侵蚀上部的称为惑，侵蚀下部的称为狐，患狐惑病的，可以服用猪苓散治疗。

狐惑病患者脉数，没有发热，感觉稍微烦躁，沉默不语，只想睡觉，身体出汗。初得病的三四天，双眼红得像斑鸠的眼睛一样，等到七八天时，两眼的内、外眦变黑；如果此时能吃东西，表示热毒蕴结于血分而形成为痈脓。应当服用赤小豆当归散治疗。

赤小豆当归散方

赤小豆150克（浸令芽出，爆干），当归30克。

用法：上二味，杵为粉末，取2克以水调服，每日服三次。

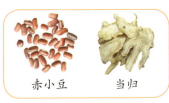

赤小豆　　当归

功效解析：清热解毒，活血排脓。主治狐惑病湿热下注，大便下血，先血后便者。症见表情沉默，懒怠喜卧，汗出，目赤或目内外眦俱黑，或眼睑微肿或溃烂，或阴痒或溃疡，身发红斑，小便灼热赤黄，口苦，苔黄腻，脉数，或大便下血，色鲜红而量多，先血而后便，甚则肛门坠胀，或腹痛，大便不畅或硬。

阴阳毒

🌀 **阳毒之为病，面赤斑斑如锦纹，咽喉痛，唾脓血。五日可治，七日不可治。升麻鳖甲汤**

锦纹：本指华丽的花纹。此处形容面部有赤色的斑块，就像锦纹一样。

主之。

　　阴毒之为病，面目青，身痛如被杖，咽喉痛。五日可治，七日不可治。升麻鳖甲汤去雄黄、蜀椒主之。

身痛如被杖：杖，拷打的意思。这句话形容身体疼痛得就像受过拷打一样难忍。

【白话译文】

　　患阳毒病，症状表现为：脸部出现红色斑点，像锦纹一般，咽喉疼痛，吐脓血。如果病情在五天以内则容易治疗，如果超过七天就很难治愈。应当服用升麻鳖甲汤治疗。

　　患阴毒病，症状表现为：面部及双眼发青，全身疼痛像是被棍子抽打过一般，咽喉疼痛。如果病情在五天以内则容易治疗，如果超过七天就很难治愈。应当服用升麻鳖甲汤去雄黄、蜀椒治疗。

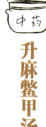

升麻鳖甲汤方

升麻、甘草各6克，当归、蜀椒（炒去汗）各3克，鳖甲4克（手指大，炙），雄黄0.5克（研）。

　　用法：上六味，以水800毫升，煮取200毫升，顿服。

功效解析：治阳毒，症状见面赤斑斑如锦纹，咽喉痛，吐脓血。

升麻	甘草	当归
蜀椒	鳖甲	雄黄

疟病脉证并治

第四

风发："风"，泛指邪气。因风为阳邪，易于化热，因此，此处的"风发"，实指热盛之疟病。
消息：意为斟酌。

消息：意为斟酌。

🌀 **师曰**：疟（nüè），脉自弦，弦数者多热，弦迟者多寒。弦小紧者下之差，弦迟者可温之，弦紧者可发汗、针灸也。浮大者可吐之，弦数者风发也，以饮食消息止之。

【白话译文】

老师说：患疟病的人，大多出现弦脉，脉象弦数的表示发热，脉象弦迟的表示恶寒。在治疗时，脉象弦而紧的，应当用攻下法治疗；脉象弦而迟的，应当用温法治疗；脉象弦紧的，应当用汗法、针灸治疗；脉象浮大的，应当用吐法治疗；对于因感受风邪而发热，脉象弦数的，应当用饮食调理法治疗。

🌀 病疟，以月一日发，当以十五日愈；设不差，当月尽解。如其不瘥（chài），当云何？

不瘥：没有痊愈。

师曰：此结为癥瘕（zhēng jiǎ），名曰疟母，急治之，宜鳖甲煎丸。

【白话译文】

患疟病，如果是在每月的初一发病的，一般治疗 15 天，才可痊愈；假如没有痊愈，再过 15 天也应当痊愈；如果整整一个月仍不能痊愈的，这是什么原因呢？

老师说：这是由于疟邪与瘀血壅结于胁下，形成痞块，称为疟母，应当立即治疗，可以服用鳖甲煎丸治疗。

师曰：阴气孤绝，阳气独发，则热而少气烦冤，手足热而欲呕，名曰瘅（dān）疟。若但热不寒者，邪气内藏于心，外舍分肉之间，令人消铄（shuò）脱肉。

温疟者，其脉如平，身无寒但热，骨节疼烦，时呕，白虎加桂枝汤主之。

疟多寒者，名曰牝（pìn）疟，蜀漆散主之。

【白话译文】

老师说：平素阴虚阳盛的人，患疟病后津液极为亏损，而邪热独盛，表现为高热、呼吸气短，心烦不舒，手足心热而想吐，称为瘅疟。如果只发热而不怕冷的，表示邪热

癥瘕：概指腹中的痞块。癥，指的是腹中积块，坚硬不移；瘕，指的是腹中痞块，时聚时散。这里实着眼于癥。

烦冤：烦闷不舒。

瘅疟：《广韵》"瘅，火起貌"，通"瘅"，意为炽热、炎热。瘅疟指邪热炽盛，只热不寒的一种疟病。

消铄：意即消损。

牝疟：牝本指雌性鸟兽。此处指以寒为主的一种疾病。《医方考》云："牝，阴也"，无阳之名，故名寒名牝疟。

侵入于脏腑的同时又蒸熏体表，内外热盛，表里皆炽所致，因而容易使人消瘦。

患温疟，症状表现为：脉象平和，全身只发热而不怕冷，关节疼痛而心烦，时时呕吐。应当服用白虎加桂枝汤治疗。

患疟病，出现寒多热少症状的，称为牝疟，应当服用蜀漆散治疗。

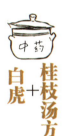

白虎+桂枝汤方

知母180克，甘草（炙）60克，石膏500克，粳米60克，桂枝（去皮）90克。

用法：上锉为粗末。每服15克，用水250毫升，煎至200毫升，去渣温服。汗出则愈。

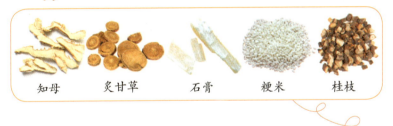

知母　　炙甘草　　石膏　　粳米　　桂枝

功效解析：清热生津，解肌发表（通络）。主治温疟。症见身无寒但热，时有高热，汗出不畅，头痛，关节疼痛或红肿，遇热则甚，时呕，心烦胸热，口干口渴，舌红、苔黄，脉弦数。

中风历节病脉证并治

第五

中 风

半身不遂：指一侧肢体不能随意活动。

痹：指中风病机，经络血脉气血不通。

　　夫风之为病，当半身不遂，或但臂不遂者，此为痹。脉微而数，中风使然。

【白话译文】

　　患中风病，应当有表现为半身不能随意活动的症状，如果出现一侧手臂不能随意活动的，属于痹证。脉象微而数的，属于中风病的脉象。

贼邪不泻：贼邪指伤人之邪气，如风邪、寒邪等。不泻是指邪气留于经络血脉，不能排出。

　　寸口脉浮而紧，紧则为寒，浮则为虚，寒虚相搏，邪在皮肤。浮者血虚，络脉空虚，贼邪不泻，或左或右，邪气反缓，正气即急，正气引邪，喎（wāi）僻不遂。

　　邪在于络，肌肤不仁；邪在于经，即重不

喎僻不遂：指口眼歪斜，不能随意运动。

胜；邪入于府，即不识人；邪入于藏，舌即难言，口吐涎。

重不胜：指肢体重滞，不易举动。

舌即难言：谓舌强，语言不清。

【白话译文】

寸口脉出现浮紧的脉象，紧脉为感受寒邪，浮脉为卫气不足的虚证，这是由于寒邪与虚损的正气相争，寒邪胜故留滞于肌肤。浮脉是血虚而导致络脉空虚，以致外邪留滞不去，乘虚留于身体的左侧或右侧，受邪的一侧，由于络脉痹阻，因此松弛不用；而健康的一侧经脉，则气血运行正常，因此反而显得比较紧张拘挛；由于健康的一侧牵引病邪，因此出现口眼向一侧歪斜的症状。

如果邪气侵犯络脉，导致肌肤失养，就会肌肤麻木；如果邪气侵犯经脉，导致肢体失养，则会肢体沉重无力；如果邪气侵犯入腑，导致神明失养，就会神志不清；如果邪气侵犯入脏，脏属阴，阴脉皆连于舌本，脏气不能达于舌下，则会出现口流涎水，不能讲话。

侯氏黑散：治大风，四肢烦重，心中恶寒不足者。

大风：古代证侯名。

烦重：烦，甚也。烦重，形容四肢极其沉重。

【白话译文】

侯氏黑散主治四肢极其沉重，中阳不足，胸脘感觉怕冷的大风病证。

亡血：此处指的
是血虚。

入中：指邪气内
传，伤于脏腑。

寸口脉迟而缓，迟则为寒，缓则为虚，荣缓则为亡血，卫缓则为中风。邪气中经，则身痒而瘾疹。心气不足，邪气入中，则胸满而短气。

【白话译文】

如果寸口部出现迟而缓的脉象，迟脉说明寒，缓脉则为虚。营阴亏虚是由于血虚，卫气亏虚则是风邪损伤所致。如果风寒邪气乘虚侵入经脉，就会出现全身痒而发为瘾疹；如果心气不足，又受邪气侵害，就会出现胸部胀满和短气。

风引：风痫掣引，
俗称抽搐。

瘫痫：瘫，俗称
风瘫，指半身
不遂；痫，癫痫。

风引汤：除热瘫痫。

【白话译文】

风引汤主治热性风瘫及癫痫出现抽搐。

中药
风引汤

大黄、干姜、龙骨各56克，桂枝42克，甘草、牡蛎各28克，寒水石、滑石、赤石脂、白石脂、紫石英、石膏各84克。

用法：上十二味，杵，粗筛，以韦囊盛之，取三指撮，井花水（井华水，为清晨最先汲取的井泉水，其质洁净，甘平无毒，且有镇心安神、清热之效，故用之相宜）300毫升，煮沸三次，取100毫升温服。

读书笔记

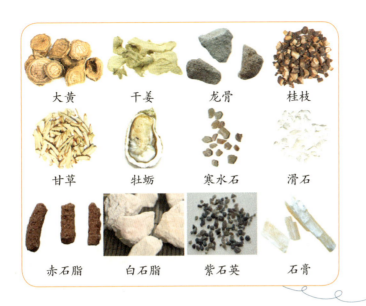

大黄　　　干姜　　　龙骨　　　桂枝

甘草　　　牡蛎　　　寒水石　　　滑石

赤石脂　　白石脂　　紫石英　　　石膏

功效解析：清热息风，镇惊安神。主治癫痫、风瘫。症见癫痫发作，昏仆，两目上视，四肢抽搐或半身不遂，口吐涎沫，头晕头痛，狂躁不安者。面赤气粗，便秘尿赤，口干口苦，舌质红、舌苔黄腻，脉弦数有力。

防己地黄汤：治病如狂状，妄行，独语不休，无寒热，其脉浮。

头风摩散方。

头风：指日久不愈，时发时止的头痛、头晕病证。

摩：意即涂擦外敷。

防己地黄汤

防己、甘草各7.5克，桂枝、防风各22.5克。

用法：上四味药，以酒200毫升，渍12小时，绞取汁；用生地黄1千克，哎咀，蒸1小时，绞取汁；以铜器将上二种药汁和匀，分二次服。

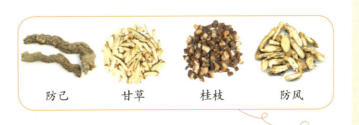

防己　　　甘草　　　桂枝　　　防风

功效解析：滋阴凉血，祛风通络。主治血虚中风。症见喜妄如狂，而精神萎靡，独语不休，视物模糊而似鬼状，时欲漱口不欲咽，无寒热，舌质红、少苔，脉浮或数或虚。

【白话译文】

防己地黄汤用于治疗狂躁不宁，行为反常，自言自语，脉浮，但不恶寒发热的病症。

头风摩散方。

《金匮要略》中的常用药物：桂枝

性味与归经	辛、甘，温。归心、肺、膀胱经。
功能与主治	发汗解肌，温通经脉，助阳化气，平冲降气。用于风寒感冒，脘腹冷痛，血寒经闭，关节痹痛，痰饮，水肿，心悸，奔豚。
用法与用量	3～10克，煎服。

上焦有热及常患血证者忌之。

历 节

寸口脉沉而弱，沉即主骨，弱即主筋，沉即为肾，弱即为肝。汗出入水中，如水伤心，历节黄汗出，故曰历节。

如水伤心：心主血脉。如水伤心，指的是水湿伤及血脉。

【白话译文】

如果寸口部出现沉而弱的脉象，沉脉主骨病，弱脉主筋病，故沉脉表示为肾病，弱脉表示为肝病。汗为心液，如果人体于出汗后浸入水中，汗与水湿相互搏击，损伤心气，出现黄汗，汗湿还会流注于关节，引起关节肿痛，称为历节病。

🌀 **跌（fū）阳脉浮而滑，滑则谷气实，浮则汗自出。**

少阴脉浮而弱，弱则血不足，浮则为风，风血相搏，即疼痛如掣。

盛人脉涩小，短气自汗出，历节疼，不可屈伸，此皆饮酒汗出当风所致。

跌阳脉：在足背上五寸骨间动脉处，即冲阳穴。可候胃气变化。

少阴脉：手少阴神门脉，在掌后锐骨端陷中；足少阴太溪脉，在足内踝后五分陷中。

盛人：外形肥胖的人。

【白话译文】

如果跌阳部出现浮滑的脉象，滑脉为胃肠中的谷气壅聚成实，浮脉为里热炽盛而出汗。

如果少阴部出现浮弱的脉象，弱脉为阴血虚少，浮脉为外感风邪，风邪与血虚搏结，导致经脉痹阻不通，因此出现关节牵制疼痛。

如果肥胖者出现涩小的脉象，呼吸气短，自汗，全身关节疼痛，屈伸不利，这都是由于嗜酒过度后复加汗出，感受风邪所致。

读书笔记

魁羸: 魁, 大也;
羸, 瘦也。魁羸,
形容关节肿大而
形体消瘦。

脚肿如脱: 两脚
肿胀, 且麻木,
似乎要和身体
脱离一样。

温温: 作蕴蕴解,
心中郁热烦闷
不舒。

🌀 **诸肢节疼痛, 身体魁羸（kuí léi）, 脚肿如脱, 头眩短气, 温温欲吐, 桂枝芍药知母汤主之。**

【白话译文】

如果全身每个关节都疼痛, 身体瘦弱, 且两脚肿胀而又麻木, 像要与肢体完全脱离一样, 头晕, 呼吸气短, 时时想要呕吐的, 用桂枝芍药知母汤主治。

桂枝、知母、防风、麻黄各12克, 芍药9克, 甘草6克, 生姜、白术各15克, 附子10克（炮）。

用法: 上九味, 以水700毫升, 煮取210毫升, 每次温服70毫升, 日三服。

桂枝芍药知母汤方

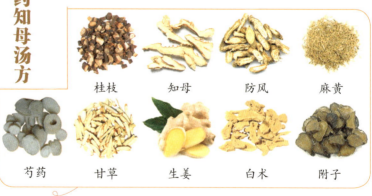

桂枝	知母	防风	麻黄
芍药	甘草	生姜	白术	附子

功效解析: 调和
营卫、温经散寒、
祛风除湿、宣痹
止痛。主治风湿
历节。症见肢节
疼痛, 身体魁羸,
脚肿如脱, 游走
性身发性关节肿
大变接形, 肿处
灼热, 舌淡、苔
白润, 脉沉细,
或浮紧或数。

🌀 **味酸则伤筋, 筋伤则缓, 名曰泄; 咸则伤骨, 骨伤则痿, 名曰枯。枯泄相搏, 名曰断泄。**

荣气不通，卫不独行，荣卫俱微，三焦无所御，四属断绝，身体羸瘦，独足肿大，黄汗出，胫（jìng）冷。假令发热，便为历节也。

三焦无所御：御作"统驭""统治"解；指营卫之气不能灌通三焦，空虚也。

四属断绝：身体四肢的气血营养得不到供给。

【白话译文】

酸味食物容易伤筋，筋受伤则肌肉弛缓，称为"泄"；咸味食物容易伤骨，骨受伤则痿软无力，称为"枯"。筋缓与骨痿相合，称为"断泄"。

如果营气不通，则卫气不能运行；如果营卫都虚弱，三焦功能失职，不能输送精气，则四肢失养，身体瘦弱，唯独两脚肿大，关节肿胀部位出黄汗，小腿发凉，如果兼有发热，则属于历节病。

病历节，不可屈伸，疼痛，乌头汤主之。
矾石汤：治脚气冲心。

【白话译文】

患历节病，出现关节疼痛，不能随意屈伸的，应当服用乌头汤治疗。

矾石汤用于治疗脚气病而见心悸、气喘、呕吐诸症者。

读书笔记

血 痹

🌀 **问曰：血痹病从何得之？**

师曰：夫尊荣人，骨弱肌肤盛，重（chóng）因疲劳汗出，卧不时动摇，加被微风，遂得之。

但以脉自微涩，在寸口、关上小紧，宜针引阳气，令脉和，紧去则愈。

尊荣人：好逸恶劳，养尊处优的人。

【白话译文】

问：血痹病是如何患上的？

老师回答：平日养尊处优、好逸恶劳的人，虽然肌肉很丰满，但筋骨脆弱，肌表腠理疏松，稍微劳动，就会感到疲劳、出汗，睡时很难入眠，不时翻动身体，又因遭受风邪侵袭，因此形成血痹病。

如果寸口部出现微涩的脉象，关部出现小而紧的脉象，可以用针刺法引导阳气，使脉象平和而不紧，病情就会好转。

📝 读书笔记

血痹，**阴阳俱微**，寸口关上微，尺中小紧，外证身体不仁，如**风痹**状，黄芪桂枝五物汤主之。

【白话译文】

患血痹病的人，阴阳气血亏损不足，寸口部与关部出现微脉，尺部出现小紧的脉象，表现出身体麻木不仁，像风痹病一样的症状，应当服用黄芪桂枝五物汤治疗。

黄芪桂枝五物汤

黄芪、桂枝、芍药各9克，生姜18克，大枣4枚。

用法：上五味，以水六升，煮取二升，温服七合，日三服。

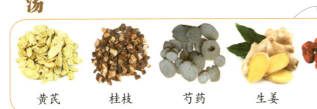

| 黄芪 | 桂枝 | 芍药 | 生姜 | 大枣 |

虚劳病

夫男子平人，脉大为劳，极虚亦为劳。

男子**面色薄**者，主渴及亡血，**卒喘悸**，脉浮者，里虚也。

男子脉虚沉弦，无寒热，短气里急，小便不利，面色白，时目瞑，兼衄（nǜ），少腹满，此为劳使之然。

【白话译文】

男子虽从外表看无明显病态，而其脉浮大无力或极虚的，均属虚劳病。

男子面色苍白，为口渴和失血证；如果稍动就突然出现气喘、心悸，脉象浮大无力，为脏腑气血虚。

男子出现虚弱而沉弦的脉象，虽未出现恶寒发热，但有呼吸急促，小便不利，面色发白，经常两眼昏花，鼻腔出血，少腹胀满等症状，这是由于虚劳病所引起的。

劳之为病，其脉浮大，手足烦，春夏剧，秋冬瘥，阴寒精自出，酸削不能行。

男子脉浮弱而涩，为无子，精气清冷。

夫失精家，少腹弦急，阴头寒，目眩，发落，脉极虚芤迟，为清谷、亡血、失精。脉得诸芤动微紧，男子失精，女子梦交，桂枝加龙骨牡蛎汤主之。

阴寒：前阴寒冷。

酸削：两腿酸痛消瘦。

无子：不育症。

失精家：经常梦遗、滑精之人。

梦交：夜梦性交。

【白话译文】

虚劳病的症状是：脉象浮大无力，手足烦热，春夏更为严重，秋冬时减轻，前阴虚寒，精关不固而精液自出，两腿酸痛痿弱而不能行走。

如果男子出现浮弱而涩的脉象，表示元气不足，精少清冷，因此，不能授胎。

精液不足的患者，通常小腹部拘急，阴茎龟头寒凉，眩晕，头发脱落，脉象虚弱而芤迟，通常兼有下利清谷、亡血、失精的症状；如果出现芤动而微紧的脉象，男子梦遗，女子梦交，可用桂枝加龙骨牡蛎汤主治。

中药

桂枝+龙骨牡蛎汤

桂枝、芍药、生姜、龙骨、牡蛎各9克，甘草6克，大枣12枚。

用法：上七味，以水700毫升，煮取300毫升，分三次温服。

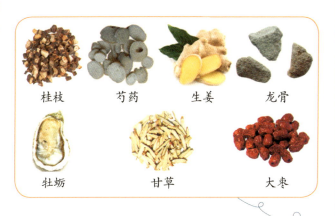

| 桂枝 | 芍药 | 生姜 | 龙骨 |
| 牡蛎 | 甘草 | 大枣 |

功效解析：平补阴阳，潜镇固摄。主治虚劳。症见少腹弦急，阴头寒，清谷，心悸，烦躁不安，自汗盗汗，头晕目眩，或脱发，或耳鸣，腰痛，倦怠，男子失精，女子梦交，苔薄润、舌质淡，脉虚或芤或迟而无力。

男子平人，脉虚弱细微者，善盗汗也。

人年五六十，其病脉大者，痹侠背行，苦肠鸣，马刀侠瘿（yǐng）者，皆为劳得之。

脉沉小迟，名脱气，其人疾行则喘喝，手足逆寒，腹满，甚则溏（táng）泄，食不消化也。

脉弦而大，弦则为减，大则为芤，减则为寒，芤则为虚，虚寒相搏，此名为革。妇人则半产漏下，男子则亡血失精。

【白话译文】

男子看似没有什么明显的病证，但却出现虚弱而细微的脉象，则会经常在入睡时盗汗。

人到了五六十岁时，如果出现大而按之无力的脉象，脊背麻木，腹中肠鸣，腋下或颈部生瘰疬的，大多是虚劳所致。

如果出现沉而小迟的脉象，称为脱气。患者快步行走时就会气喘，兼有手足逆冷，腹部胀满，严重时甚至大便稀溏，饮食不能消化。

如果出现弦而兼大的脉象，弦脉重按时则衰减，大脉中空有如芤脉一般，弦脉主寒证，芤脉主虚证，弦、芤两脉相合，称为革脉。妇人出现此脉，主患小产或漏下，男子出现此脉，则主患亡血或遗精。

盗汗：寐则汗出，醒则自止，谓盗汗。

痹侠背行：指脊柱两旁有麻木感。

马刀侠瘿：结核生于腋下名马刀，生于颈旁名侠瘿，二者常相联系，或称为瘰疬。

脱气：在这里是指病机，即指阳气虚衰。

漏下：非月经期间下血，淋漓不断。

📝 读书笔记

🍂 **虚劳里急**，悸，衄，腹中痛，梦失精，四肢酸疼，手足烦热，咽干口燥，小建中汤主之。

里急：指腹部有拘急感，按之不硬。

【白话译文】

患虚劳病，如果出现小腹拘急，心悸，鼻出血，腹部疼痛，梦遗失精，四肢疼痛，手足烦热，咽干口燥的症状，应当服用小建中汤治疗。

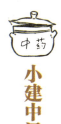

小建中汤方

桂枝（去皮）、生姜（切）各9克，甘草6克（炙），大枣12枚（擘），芍药18克，饴糖30克。

用法：上药六味，以水700毫升，煮取300毫升，去渣，加入饴糖，更上微火烊化，分二次温服。

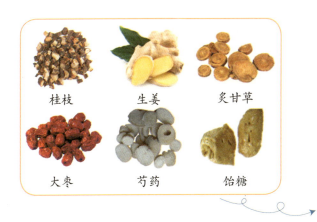

桂枝　　　生姜　　　炙甘草

大枣　　　芍药　　　饴糖

功效解析：温中补虚，和里缓急。主治虚劳腹痛。症见里急，腹中时痛，喜得温按，按之则痛减，舌淡、苔白。

🍂 **虚劳里急，诸不足，黄芪建中汤主之。**

虚劳腰痛，少腹拘急，小便不利者，八味肾气丸主之（方见妇人杂病中）。

不足：虚证。

小便不利：小便失调。

虚劳诸不足，风气百疾，薯蓣（yù）丸主之。

虚劳虚烦不得眠，酸枣汤主之。

风气：泛指外邪。

【白话译文】

患虚劳病，出现少腹拘急，阴阳气血俱不足症状的，用黄芪建中汤主治。

患虚劳病，出现腰痛，少腹拘挛，小便不利症状的，用八味肾气丸主治。

患虚劳病，出现阴阳气血不足，如因感受风邪而引起各种病症，用薯蓣丸主治。

患虚劳病，出现虚热烦躁，不能入眠等症状的，应当服用酸枣仁汤治疗。

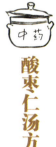

中药 酸枣仁汤方

酸枣仁（炒）15克，甘草、川芎各3克，知母、茯苓各6克。

用法：上5味，以水800毫升，煮酸枣仁得600毫升，内诸药，煮取300毫升，分三次温服。

功效解析：养血安神，清热除烦。主治虚劳失眠。症见虚烦失眠，心悸不安，头目眩晕，咽干口燥，舌红，脉弦细。

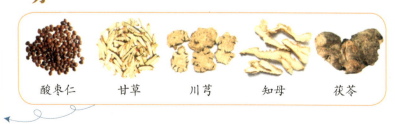

| 酸枣仁 | 甘草 | 川芎 | 知母 | 茯苓 |

🌀 **五劳虚极赢瘦，腹满不能饮食，食伤、忧伤、饮伤、房室伤、饥伤、劳伤、经络营卫气伤，内有干血，肌肤甲错，两目黯黑。缓中补虚，大黄䗪（zhè）虫丸主之。**

赢瘦：赢弱消瘦。

干血：瘀血。

【白话译文】

五劳而导致体弱消瘦，腹胀不能吃东西，其主要原因是饮食失节、忧伤过度、饮酒过量、房事过度、饥饿、过度疲劳等，造成经络、营卫气血受到邪气损伤，瘀血停滞，因而出现皮肤粗糙如鱼鳞状，眼圈黯黑等症状。治疗应缓消瘀血，补益气血，可服用大黄䗪虫丸治疗。

读书笔记

肺痿肺痈咳嗽上气病脉证治第七

肺痿

问曰：热在上焦者，因咳为肺痿。肺痿之病何从得之？

师曰：或从汗出，或从呕吐，或从消渴，小便利数，或从便难，又被快药下利，重亡津液，故得之。

快药：作用峻猛的攻下药。

【白话译文】

问：当热邪壅积于上焦胸肺时，会引起咳嗽，如果日久不愈则会形成肺痿病，肺痿病是什么原因引起的呢？

老师答道：或因为发汗过度，或因为频频呕吐，或从消渴病传变而来，或因为大便艰难，而服用泻下药导致腹泻太过，这些因素都会导致津液严重耗损，以至阴虚生内热，邪热灼伤肺叶，因此形成肺痿病。

读书笔记

❧ 曰：寸口脉数，其人咳，口中反有浊唾涎沫者何？

师曰：为肺痿之病。若口中辟辟燥，咳即胸中隐隐痛，脉反滑数，此为肺痈，咳唾脓血。脉数虚者为肺痿，数实者为肺痈。

浊唾涎沫：浊唾指稠痰，涎沫指稀痰。

【白话译文】

问：如果寸口部出现数脉，患者应当干咳无痰。如今患者反而咳吐稠痰或稀痰，这是什么原因呢？

老师答道：这是肺痿病。如果口中干燥，咳嗽时兼有胸部隐隐作痛，脉象反而滑数的，是肺痈病。患肺痈病，则咳嗽时应当吐脓血。总之，脉象数而虚的为肺痿；脉象数而实的为肺痈。

❧ 火逆上气，咽喉不利，止逆下气者，麦门冬汤主之。

【白话译文】

如果虚火上逆，导致咳嗽气喘，咽喉不利的，用止逆下气的麦门冬汤主治。

✎ 读书笔记

麦门冬汤方
中药

麦冬 60 克，半夏 9 克，人参 6 克，甘草 4 克，粳米 6 克，大枣 12 枚。

用法：上 6 味药，以水 1200 毫升，煮取 600 毫升，分三次温服。

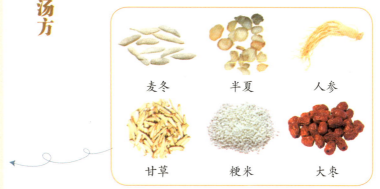

| 麦冬 | 半夏 | 人参 |
| 甘草 | 粳米 | 大枣 |

功效解析：清养肺胃，降逆下气。治肺痿。肺胃津伤，虚火上炎，咳唾涎沫，气逆而喘，咽干口燥，舌干红少苔，脉虚数者。

肺痿吐涎沫而不咳者，其人不渴，必遗尿，小便数，所以然者，以上虚不能制下故也。此为肺中冷，必眩，多涎唾，甘草干姜汤以温之。若服汤已渴者，属消渴。

【白话译文】

患肺痿病，只出现吐涎沫但不咳嗽，口又不渴的，必定兼有遗尿、小便频繁的症状。其主要是因为上焦虚寒，不能制约下焦膀胱的缘故。属于肺虚寒证，必定出现眩晕、多唾涎沫，治疗用甘草干姜汤温补。如果服药后出现口渴的，属于消渴病。

读书笔记

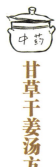

甘草干姜汤方

甘草（炙）12克，干姜（炮）6克。

用法：上二味，以水600毫升，煮取300毫升。去渣，分两次温服。

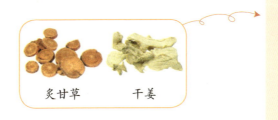

炙甘草　　　干姜

功效解析：温肺复气，温阳散寒。主治虚寒肺痿，症见吐涎沫，眩晕，不咳不渴，手足厥冷，胃脘疼痛，喜温喜按，肠鸣便溏，小便频数或遗尿不禁，舌淡白、苔润，脉浮或沉微或迟。

肺 痈

🌶 问曰：病咳逆，脉之，何以知此为肺痈（yōng）？当有脓血，吐之则死，其脉何类？

　师曰：寸口脉微而数，微则为风，数则为热；微则汗出，数则恶寒。风中于卫，呼气不入；热过于荣，吸而不出。风伤皮毛，热伤血脉。风舍于肺，其人则咳，口干喘满，咽燥不渴，时唾浊沫，时时振寒。热之所过，血为之凝滞，畜结痈脓，吐如米粥。始萌可救，脓成则死。

脉之："脉"作动词，"脉之"即诊脉。

微：作"浮"字理解。

过：作"至"字或"入"字解，下面的"过"字意同。

舍：作"留"字解。

振寒：身体战栗，俗称寒战。

【白话译文】

问：患者患咳嗽、气喘上逆，诊脉时如何确定这就是肺痈病呢？如果是肺痈病，病情发展到吐脓血的危症时，此时又是怎样的脉象呢？

老师说：（肺痈病初期）寸口部出现微数的脉象，微脉表示感受风邪，数脉表示体内有热；因此，出现微脉则容易汗出，出现数脉则容易怕寒。当风邪侵犯人体卫气时，邪气会随着呼气排出体外而不入内；当热邪侵犯营血时，邪气就会随着吸气深入体内而不易排出；风邪容易损伤皮毛，热邪容易损伤血脉；当风邪滞留于肺部时，患者就会出现咳嗽，口干舌燥，气喘，胸中满闷，咽喉干燥而不渴，多咳吐稠痰或泡沫痰的症状，且经常出现寒战。当热邪侵犯营血时，容易引起血液凝滞，以致热邪与血液壅聚形成痈脓，吐出像米粥一般的脓痰。此病初期脓未成时可救治，脓成后，则比较危险，甚至危及生命。

✿ 肺痈，喘不得卧，葶苈（tíng lì）大枣泻肺汤主之。

【白话译文】

患肺痈病，出现气喘不能平卧症状的，用葶苈大枣泻肺汤主治。

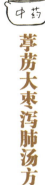

葶苈大枣泻肺汤方

葶苈9克（熬令黄色，捣丸），大枣4枚。

用法：先以水600毫升，煮枣取400毫升，去枣，纳葶苈，煮取200毫升，顿服。

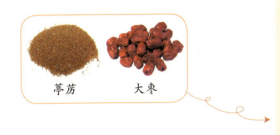

葶苈　　　　大枣

功效解析：泻肺去痰，利水平喘。主治脓未成或将成肺痈。症见痰有腥味，胸胁胀满，喘不得卧；支饮，胸腹胀满，咳嗽喘促，苔黄腻、舌质红，脉数实或弦。

唾：吐出。

💧 **咳而胸满，振寒脉数，咽干不渴，时出浊唾腥臭，久久吐脓如米粥者，为肺痈，桔梗汤主之。**

【白话译文】

咳嗽而胸部胀满，寒战，脉象数，咽喉干燥而不渴，时常吐出黏稠腥臭脓痰，拖延日久则吐出形如米粥的脓血痰，这就是肺痈，用桔梗汤主治。

桔梗汤方

桔梗3克，甘草6克。

用法：以水300毫升，煮取210毫升，去渣，分两次温服。

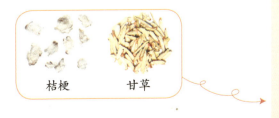

桔梗　　　　甘草

功效解析：宣肺利咽，清热解毒。主治血腐脓溃肺痈。症见咯吐脓血，状如米粥，腥臭，胸痛，气喘身热，烦渴喜饮，舌苔黄腻、质红，脉滑数。

咳嗽上气

上气：既指病机气机上逆，又指症状气急、喘逆。

肩息：气喘时抬肩呼吸，是呼吸极端困难的表现。

肺胀：邪气闭塞于肺，肺失宣肃，气机不利而上逆，喘咳满胀。

风水：病名。以面目浮肿、身重、汗出、恶风、脉浮为主证。

上气，面浮肿，肩息，其脉浮大，不治。又加利尤甚。

上气喘而躁者，属肺胀，欲作风水，发汗则愈。

咳而上气，喉中水鸡声，射干麻黄汤主之。

射干麻黄汤方

射干、细辛、紫菀、款冬花、半夏各9克，麻黄、生姜各12克，五味子3克，大枣7枚。

用法：上九味，以水1.2升，先煎麻黄二沸，去上沫，纳诸药煮取300毫升，分三次温服。

功效解析：宣肺散寒，化饮止咳。主治寒饮郁肺气喘。症见咳嗽，哮喘，喉中痰鸣，痰多清稀，舌苔白滑，脉象浮弦或浮紧。

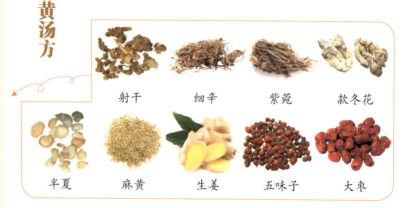

射干　　细辛　　紫菀　　款冬花
半夏　　麻黄　　生姜　　五味子　　大枣

【白话译文】

患气喘病，症状表现为：面目水肿，呼吸困难，甚至必须抬肩呼吸，如果出现浮大的脉象，属于难治之症；如果又兼有泄泻不止的，病情则更为危险。

如果出现气上逆而喘息，烦躁不安的，属于肺胀病；如果再出现风水水肿等症状，就应当用发汗法治疗，使病情痊愈。

患咳嗽气喘，出现喉中痰鸣如田鸡的叫声症状的，用射干麻黄汤主治。

🌀 **咳而上气，此为肺胀，其人喘，目如脱状，脉浮大者，越婢加半夏汤主之。**

咳逆上气，时时吐浊，但坐不得眠，皂荚丸主之。

咳而脉浮者，厚朴麻黄汤主之。脉沉者，泽漆汤主之。

肺胀，咳而上气，烦躁而喘，脉浮者，心下有水，小青龙加石膏汤主之。

【白话译文】

患咳嗽气逆的，属于肺胀。肺胀患者出现喘气，两眼突出好像要脱出眼眶一样，并且脉象浮大有力的，用越婢加半夏汤主治。

患者咳嗽、气喘，时时吐出浓稠痰浊，只能坐而不能睡卧的，用皂荚丸主治。

目如脱状：两眼胀突，犹如脱出之状。

🖊 读书笔记

患者出现咳嗽而脉浮的，用厚朴麻黄汤主治。脉沉的，用泽漆汤主治。

肺胀患者，出现咳嗽而气逆，烦躁，气喘，脉象浮的，表示心下有水饮，用小青龙加石膏汤主治。

中药

越婢加半夏汤方

麻黄12克，石膏25克，生姜9克，大枣15枚，甘草6克，半夏9克。

用法：上药六味，以1.2升，先煮麻黄，去上沫，纳诸药，煮取600毫升，分三次温服。

功效解析：宣肺泄热，止咳平喘。主治饮热郁肺咳喘。症见咳嗽喘促，咳唾痰涎，口渴喜饮，胸胁胀满，身形如肿，甚则目如脱状，恶寒无汗，发热或无大热，苔薄黄或黄腻，脉浮大而滑或滑数。

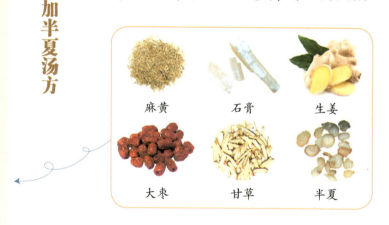

麻黄　　　石膏　　　生姜

大枣　　　甘草　　　半夏

中药

皂荚丸方

皂荚112克（刮去皮，酥炙）。

用法：以上一味药，研成细末，用蜜作成丸如梧子大小，以枣膏和汤服3丸，白天服三次，夜间服一次。

功效解析：祛痰止咳。主治痰浊壅肺，咳逆上气，时时吐浊，但坐不得眠。

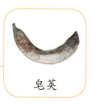

皂荚

奔豚气病脉证治

第八

🌀 **师曰：** 病有奔豚，有吐脓，有惊怖，有火邪，此四部病，皆从惊发得之。

师曰： 奔豚病，从少腹起，上冲咽喉，发作欲死，复还止，皆从惊恐得之。

奔豚，气上冲胸，腹痛，往来寒热，奔豚汤主之。

【白话译文】

老师说：奔豚，吐脓，惊怖，火邪，这四种病，都是由于过度惊恐才患得的。

老师说：奔豚气病发病时，患者自觉有气从少腹上冲到咽喉，发作时痛苦至极，发作后又如同正常人一样，这种病是惊恐等精神刺激所引起的。

患奔豚病，发病时有气上冲胸部，腹部疼痛，寒热往来，用奔豚汤主治。

✏️ 读书笔记

🌀 发汗后，烧针令其汗，针处被寒，核起而赤者，心发奔豚，气从少腹上至心，灸其核上各一壮，与桂枝加桂汤主之。

发汗后，脐下悸者，欲作奔豚，茯苓桂枝甘草大枣汤主之。

【白话译文】

太阳表证，使用汗法以后（病仍不解），又用烧针再使其发汗，导致寒邪从烧针处侵入，引起针刺处周围红肿像果核，必然引发奔豚，气从少腹部上冲至心胸部，治疗时在红肿的针刺处灸一壮，再用桂枝加桂汤内服。

太阳表证，发汗以后，肚脐下出现跳动的感觉，是将要发生奔豚的征兆，应当用茯苓桂枝甘草大枣汤主治。

茯苓桂枝甘草大枣汤方

茯苓 25 克，桂枝 12 克（去皮），甘草 6 克（炙），大枣 6 枚。

用法：上四味，以甘澜水 1 升，先煎茯苓减至 800 毫升，纳诸药，煮取 300 毫升，去渣，温服 100 毫升，一日三次。

功效解析：通阳降逆，培土制水。主治作奔豚者。症见脐下悸动，欲作奔豚，到突下及下腹痛，伴恶心和头痛，甚则昏厥伴肢冷倦怠，有恐怖惊吓感，肌肉动，小便不利，或有心悸，舌淡、苔白滑，脉弦或弦滑。

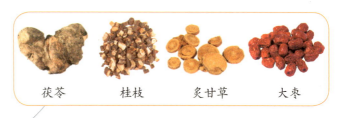

茯苓　　　桂枝　　　炙甘草　　　大枣

胸 痹

师曰：夫脉当取太过不及，阳微阴弦，即胸痹而痛。所以然者，责其极虚也。今阳虚知在上焦，所以胸痹、心痛者，以其阴弦故也。

平人无寒热，短气不足以息者，实也。

胸痹之病，喘息咳唾，胸背痛，短气，寸口脉沉而迟，关上小紧数，瓜蒌薤（xiè）白白酒汤主之。

胸痹不得卧，心痛彻背者，瓜蒌薤白半夏汤主之。

太过不及：脉象改变，盛过于正常的为太过，不足以正常的为不及。太过主邪盛，不及主正虚。

阳微阴弦：阳微，指寸脉微；阴弦，指尺脉弦。

✎ 读书笔记

【白话译文】

老师说：诊脉时，应当注意脉象的太过与不及。如果寸口部出现微脉，尺部出现弦脉，属于胸痹、心痛的病证。上焦的阳气不足，因此寸口部出现微脉；阴邪壅聚于下，因此尺部的脉象弦，所以才会出现胸痹心痛的病证。

外表看起来健康的人，没有恶寒发热的症状，突然气息短促、呼吸不利的，这是实证。

患胸痹病，出现喘息、咳嗽、吐痰涎、胸背部疼痛、气短等症状，寸口部出现沉迟的脉象，关部出现小紧数的脉象，用瓜蒌薤白白酒汤主治。

患胸痹病，出现喘息不能平卧，心胸部痛症状牵引连及背部疼痛症状的，用瓜蒌薤白半夏汤主治。

瓜蒌薤白白酒汤方

瓜蒌实 1 枚（捣），薤白 12 克，白酒 700 毫升。

用法：上三味，同煮取 200 毫升，分两次温服。

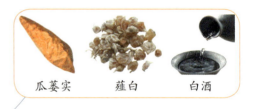

瓜蒌实　　　薤白　　　白酒

功效解析：通阳散结，行气化痰。主治胸痹。症见背痛或胸痛彻背，喘息咳唾，短气，舌淡、苔白腻，脉沉弦或紧或数或迟。

瓜蒌薤白半夏汤方

瓜蒌实 1 枚（捣），薤白 12 克，半夏 12 克，白酒 1 升。

用法：上四味，同煮取 400 毫升，温服 100 毫升，一日三服。

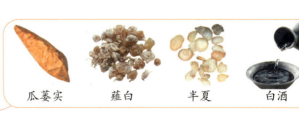

瓜蒌实　　　薤白　　　半夏　　　白酒

功效解析：通阳散结，祛痰宽胸。主治痰饮壅盛胸痹。症见胸中痞闷疼痛，心痛彻背，咳嗽痰多，呼吸短促，不能平卧，舌质淡、苔白腻，脉沉滑。

🌀 **胸痹心中痞，留气结在胸，胸满，胁下逆抢心，枳实薤白桂枝汤主之，人参汤亦主之。**

胸痹，胸中气塞，短气，茯苓杏仁甘草汤主之，橘枳姜汤亦主之。

胸痹缓急者，薏苡附子散主之。

【白话译文】

患胸痹病，出现心中痞闷不舒，有饮气留结于胸中，胸部满闷，胁下有一股气上冲心胸的，用枳实薤白桂枝汤主治；如果属于虚证，则用人参汤主治。

患胸痹病，觉胸闷气塞，呼吸气短，用茯苓杏仁甘草汤主治，或是用橘枳姜汤主治。

患胸痹病，病情急迫的，应当服用薏苡附子散治疗。

枳实薤白桂枝汤方

枳实 3 克，厚朴 12 克，薤白 9 克，桂枝 3 克，瓜蒌实 10 克（捣）。

用法：上五味药以水 1 升，先煮枳实、厚朴，取 400 毫升，去渣，放入诸药，煮数沸，分三次温服。

功效解析：通阳开结，泄满降逆。主治气机郁滞胸痹。症见胸背引痛，心中痞气从胁下逆冲心胸，气短，苔白腻，脉弦滑，或兼腹胀，大便不畅，或喜热饮。

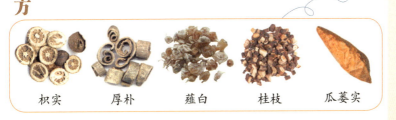

枳实　　厚朴　　薤白　　桂枝　　瓜蒌实

人参汤方

功效解析：温中祛寒，益气健脾。主治阳虚寒滞胸痹。症见胸背引痛，心中痞，四肢逆冷，倦怠少气，质淡红，苔白薄，脉虚弱。

人参、甘草、干姜、白术各9克。

用法：水煎服，一日三服。

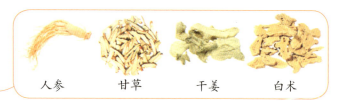

人参　甘草　干姜　白术

茯苓杏仁甘草汤方

功效解析：通阳化饮，宣导气机。主治胸痹轻证。症见胸闷，胸中气塞，短气，咳逆唾涎沫，小便不利，舌质淡，苔白腻或白滑，脉沉滑，或兼喘息，胸背痛。

茯苓9克，杏仁8.5克，甘草3克。

用法：水煎服，一日三服。不差，更服。

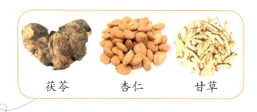

茯苓　杏仁　甘草

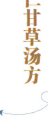

橘枳姜汤方

功效解析：行气开郁。主治胸中气塞短气胸痹。症见胸满，胸中气塞，呼吸短促，胸中有气上冲咽喉，呼吸作响，喉中涩，唾燥沫；气逆心下痞满，甚则呕吐，舌苔白腻，脉沉滑。

橘皮12克，枳实2.5克，生姜6克。

用法：上药三味，以水500毫升，煮取200毫升，分两次温服。

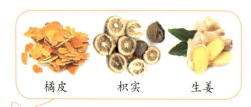

橘皮　枳实　生姜

心 痛

🌀 **心中痞，诸逆心悬痛，桂枝生姜枳实汤主之。**

心痛彻背，背痛彻心，乌头赤石脂丸主之。

诸逆：停留于心下的水饮或寒邪向上冲逆。

心悬痛：心窝部向上牵引疼痛。

【白话译文】

如果心窝部痞满，停留于心下的水饮邪气向上冲逆，导致心窝部牵引疼痛，用桂枝生姜枳实汤主治。

如果心窝部疼痛牵引到背部，或从背部牵引到心窝部，用乌头赤石脂丸主治。

桂枝生姜枳实汤方

桂枝、生姜各9克，枳实5枚。

用法：上三味，以水600毫升，煮取300毫升，分三次温服。

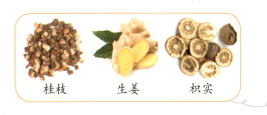

桂枝　　生姜　　枳实

功效解析：通阳化饮，降逆理气。主治心中痞，诸逆心悬痛。症见心下痞闷而痛，呕逆，苔白，脉弦。

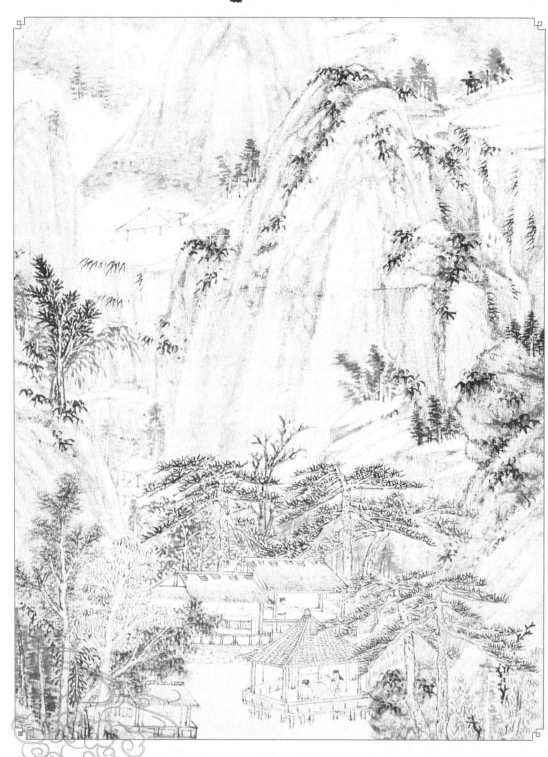

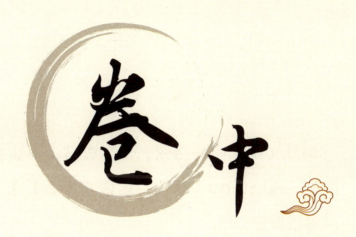

名家带你读

　　本卷论述了腹满、寒疝、宿食、五藏风寒、积聚、痰饮、消渴、小便不利、淋病、水气、黄疸、惊悸、吐衄、下血、胸满、瘀血、呕吐、哕证、下利、疮痈、肠痈、浸淫疮的证治。

腹满寒疝宿食病脉证治 第十

腹　满

跌阳脉:胃脉,在足背上五寸骨间动脉处,即足阳明胃经的冲阳穴。

胠:胁肋两旁当臂之处。

跌（fū）阳脉微弦，法当腹满，不满者必便难，两胠（qū）疼痛，此虚寒从下上也，当以温药服之。

腹满时减，复如故，此为寒，当与温药。

其脉数而紧乃弦，状如弓弦，按之不移。脉数弦者，当下其寒；脉紧大而迟者，必心下坚；脉大而紧者，阳中有阴，可下之。

【白话译文】

如果跌阳部出现微弦的脉象，应当兼有腹部胀满的症状，如果没有腹部胀满的，必定出现大便困难，两侧胠下至腰部疼痛，是由于下焦阳虚，寒气从下上逆的缘故，用温药主治。

如果腹部胀满有时减轻，之后又依然如故，这属于寒证，用温药主治。

如果出现数而紧的脉象，属于弦脉，好像弓弦般按之挺直不移。如果出现数而弦的脉象，用温下法祛除寒邪；出现紧大而迟的脉象，心下胃脘部位必定出现坚实痞硬之症；出现大而紧的脉象，表示实邪中夹杂有寒邪，用泻下法。

🌀 **病者腹满，按之不痛为虚，痛者为实，可下之。舌黄未下者，下之黄自去。**

病者痿黄，躁而不渴，胸中寒实而利不止者死。

痿黄："痿"同"萎"，肤色橘黄，暗淡无泽。

【白话译文】

如果有腹部胀满的症状，按之不痛的为虚证；按之疼痛的为实证，治疗实证应当用泻下法。如果腹满而舌苔黄，没有用泻下法的，泻下后则黄苔可以消退。

患者面色萎黄，烦躁而口不渴，阴寒壅结于胸中，而又腹泻下利不止的，属于不治之证。

🌀 **病腹满，发热十日，脉浮而数，饮食如故，厚朴七物汤主之。**

痛而闭者，厚朴三物汤主之。

按之心下满痛者，此为实也，当下之，宜大柴胡汤。

读书笔记

【白话译文】

患腹部胀满，发热已十余日，脉象浮而数，饮食正常的，用厚朴七物汤主治。

患腹部疼痛，而见大便闭结不通的，用厚朴三物汤主治。

如果用手按压心下胃脘部位，感觉胀满疼痛的，属于实证，应当用泻下法，宜用大柴胡汤治疗。

功效解析：表里双解。主治腹满气胀。症见发热，微恶寒，脘腹胀满或痛，拒按，饮食正常，时有呕逆，大便秘结，舌边尖红，苔薄黄，脉浮数。

厚朴七物汤方

厚朴24克，甘草、大黄各9克，大枣10枚，枳实5克，桂枝6克，生姜15克。

用法：水煎服。

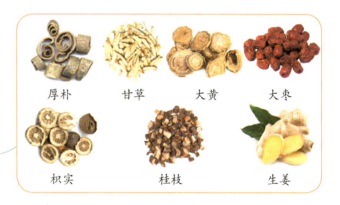

厚朴　　甘草　　大黄　　大枣

枳实　　桂枝　　生姜

大柴胡汤方

柴胡、生姜（切）各15克，枳实（炙）、黄芩、芍药、半夏各9克（洗），大枣12枚（擘），一方有大黄6克。

用法：上八味，用水1.2升，煮取600毫升，去渣再煎，温服200毫升，日三服。

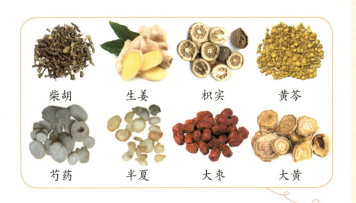

柴胡　生姜　枳实　黄芩

芍药　半夏　大枣　大黄

功效解析：和解少阳，内泻热结。主治少阳、阳明合病。症见往来寒热，胸胁苦满，呕吐不止，郁闷烦躁，心下满痛或心下痞坚，大便不下或夹热下利，舌苔黄，脉弦数有力。

《金匮要略》中的常用药物：大黄

性味与归经　苦，寒。归脾、胃、大肠、肝、心包经。

功能与主治　泻下攻积，清热泻火，凉血解毒，逐瘀通经，利湿退黄。用于实热积滞便秘，血热吐衄，目赤咽肿，痈肿疔疮，肠痈腹痛，瘀血经闭，产后瘀阻，跌打损伤，湿热痢疾，黄疸尿赤，淋证，水肿；外治水火烫伤。酒大黄善清上焦血分热毒。用于目赤咽肿，齿龈肿痛。熟大黄泻下力缓，泻火解毒。用于火毒疮疡。大黄炭凉血化瘀止血。用于血热有瘀出血症。

用法与用量　3～15克，用于泻下，不宜久煎。外用：适量，研末调敷患处。

主要事项

妇女经期或哺乳期、孕妇忌用。虚体慎用。

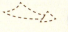读书笔记

🌀 腹满不减，减不足言，当须下之，宜大承气汤。

腹中寒气，雷鸣切痛，胸胁逆满，呕吐，附子粳米汤主之。

心胸中大寒痛，呕不能饮食，腹中寒，上冲皮起，出见有头足，上下痛而不可触近，大建中汤主之。

胁下偏痛，发热，其脉紧弦，此寒也，以温药下之，宜大黄附子汤。

上冲皮起，出见有头足：腹中寒气攻冲，腹皮突起如头足状的块状物上下冲动。

【白话译文】

如果腹部胀满没有缓解，即使有时症状减轻却并不明显的，应当用泻下法，可以服用大承气汤治疗。

腹部受寒邪侵袭，出现肠鸣如雷，腹痛剧烈如刀割，并且寒气上冲，胸胁胀满并有呕吐症状的，用附子粳米汤主治。

如果心胸部位寒邪炽盛，引起疼痛、呕吐、不能饮食，腹中寒气又逆冲，导致腹壁隆起像头足一样大小的肿块，上下牵引疼痛而不可触摸的，用大建中汤主治。

如果胁下一侧疼痛，且出现发热，脉象紧弦的，属于寒实证，应当用温泻法，可以服用大黄附子汤治疗。

✏ 读书笔记

大建中汤方

蜀椒 3 克（炒去汗），干姜 12 克，人参 6 克。

用法：上三味，用水 400 毫升，煮取 200 毫升，去渣；纳胶胎 70 毫升，微火煎取 150 毫升，分两次温服，每次相隔约一小时。药后可饮粥适量。当一日食糜，温覆之。

| 蜀椒 | 干姜 | 人参 |

功效解析：温中补虚，降逆止痛。主治脾胃虚寒腹胀。症见脘腹剧痛，寒气上攻，呕逆，腹部时有包块突起，痛时拒按，不能食，舌质淡、苔白滑，脉沉弦或沉紧。

大黄附子汤方

大黄 6 克，附子 9 克（炮），细辛 3 克。

用法：上三味，用水 500 毫升，煮取 200 毫升，分三次温服。体质好的人煮取 250 毫升，分三次温服，每相隔约一小时。

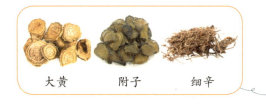

| 大黄 | 附子 | 细辛 |

功效解析：温中散寒，通便止痛。主治寒实内结腹满。症见胁下偏痛，腹满，大便秘，或伴恶寒，肢冷，舌苔腻或白润，脉沉弦而紧。

寒 疝

寸口脉弦者，即胁下拘急而痛，其人啬啬（sè）恶寒也。

啬啬：踡缩畏寒的状态。

夫中寒家，喜欠，其人清涕出，发热色和

者，善嚏（tì）。

中寒，其人下利，以里虚也，欲嚏不能，此人肚中寒。

【白话译文】

如果寸口部出现弦脉，通常会出现两胁拘急而疼痛，兼有畏寒怕冷的症状。

遭受寒邪侵袭的人，喜欢打呵欠，容易鼻流清涕。如果患者出现发热的症状，但面色正常，则喜欢打喷嚏。

如果寒邪直中于里，则容易引起腹泻，这是脾胃虚寒所致；如果想打喷嚏又打不出，则是腹中受寒的缘故。

寒气厥逆，赤丸主之。

腹痛，脉弦而紧，弦则卫气不行，即恶寒，紧则不欲食，邪正相搏，即为寒疝。寒疝绕脐痛，若发则白汗出，手足厥冷，其脉沉弦者，大乌头煎主之。

寒疝腹中痛，逆冷，手足不仁，若身疼痛，灸刺诸药不能治，抵当乌头桂枝汤主之。

寒疝腹中痛，及胁痛里急者，当归生姜羊肉汤主之。

读书笔记

【白话译文】

如果出现阴寒内盛而四肢厥冷的症状，用赤丸主治。

患腹部疼痛，会出现弦紧的脉象，弦脉为阳虚，卫气不行，所以怕冷；紧脉为寒邪壅滞于胃，因此不想吃东西，寒邪与正气相搏，就形成了寒疝。患寒疝病，出现脐周疼痛，发作时出冷汗，手足厥冷，脉象沉紧的，用大乌头煎主治。

寒疝病表现为腹部疼痛，四肢发冷，手足麻木，又兼有全身疼痛，如果用艾灸、针刺及其他方药治疗都不见效的时候，用抵当乌头桂枝汤主治。

患寒疝病，表现为腹部疼痛拘急，牵引两胁下疼痛的，用当归生姜羊肉汤主治。

中药 大乌头煎方

乌头大者 10 克（熬去皮，不㕮咀）。

用法：用水 600 毫升，煮取 200 毫升，去渣，纳蜜 400 毫升，煎令水气尽，取 400 毫升。强人服 140 毫升，弱人服 100 毫升。若不愈，明日更服。不可一日再服。

功效解析：破积、散寒、止痛。主治阳虚寒盛寒疝。症见腹部胀满，绕脐疼痛，发作有时，痛有休止，恶寒，不能饮食，剧时出冷汗，手足厥冷，甚或唇青面白，舌淡，苔白滑，脉弦紧或沉紧等。

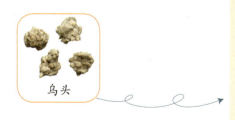

乌头

🍂 **夫瘦人绕脐痛，必有风冷，谷气不行，而反下之，其气必冲。不冲者，心下则痞。**

【白话译文】

身体瘦弱的人，如果肚脐周围出现疼痛，必定是受了风寒，导致大便不通，如果误用泻下法通大便，则会损伤下焦元气，导致下焦阴寒之气逆上；气不逆上的，邪气必定陷于心下，出现痞证。

宿 食

脉紧如转索无常者，有宿食也。

脉紧，头痛风寒，腹中有宿食不化也。

【白话译文】

患者脉紧，就像转动的绳索那样，时紧时松，变化无常，这是有宿食的缘故。

如果患者脉紧，头痛，好像外感风寒一样，这是腹中有宿食停滞不化所致。

问曰：人病有宿食，何以别之？

师曰：寸口脉浮而大，按之反涩，尺中亦微而涩，故知有宿食，大承气汤主之。

脉数而滑者，实也，此有宿食，下之愈，宜大承气汤。

下利不欲食者，有宿食也，当下之，宜大承气汤。

宿食在上脘，当吐之，宜瓜蒂散。

【白话译文】

问：患者胃肠食物积滞，从脉象上如何分辨？

老师答道：患者寸口脉浮取大而有力，重按反见涩象，尺部脉象也是微而涩的，可知患者宿食不化，用大承气汤（见前痉病中）主治。

患者脉数而滑，是实证的脉象，是由于宿食内停所致，用下法可以治愈，宜用大承气汤。

患者腹泻，又不思饮食，是食浊停滞胃肠的宿食病，可用下法，适宜用大承气汤主治。

如果宿食停滞在脘腹部，可用催吐法，以瓜蒂散主治。

瓜蒂散方

瓜蒂一份（熬黄），赤小豆一份。

用法：上两味，各别捣筛，为散和匀。每服3克，以香豉9克，用热汤700毫升，煮作稀糜，去渣，取汁和散，温顿服之。不吐者，少加之，以很快呕吐为停药之征。

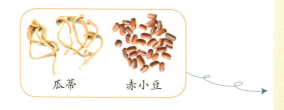

瓜蒂　　　赤小豆

功效解析：涌吐痰食。主治宿食在上。症见宿食在上脘，胸中梗塞胀满，烦懊不安，气上冲咽喉，欲吐不能吐，兼饥不能食，呼吸气急，手足厥冷；或发热恶风自汗出，寸脉微浮，关尺脉沉或乍紧。

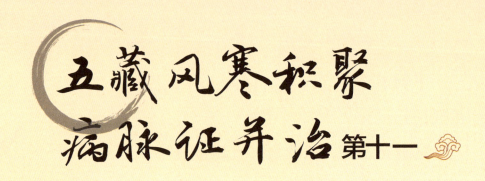

五藏病证

肺中风者，口燥而喘，身运而重，冒而肿胀。

肺中寒，吐浊涕。

肺死藏，浮之虚，按之弱如葱叶，下无根者死。

【白话译文】

肺脏感受风邪侵袭的患者，会出现口中干燥而气喘，身体不能自主地摇动且沉重，头昏，身体肿胀等症状。

肺脏感受寒邪，就会出现吐黏痰和唾液的症状。

肺脏即将衰竭出现的真脏脉，轻按脉浮虚而无力，重按感到非常软弱，像葱叶那样中空而没有根的，是死证。

身运：身体运转摇动。

冒：头目眩晕。

死藏：脏气将绝而出现的一种真脏脉，出现这样的脉为预后不良之征，因而称为"死脏"。

浮之：轻按、浮取。

肝中风者，头目瞤（shùn），两胁痛，行带伛（yǔ），令人嗜甘。

肝中寒者，两臂不举，舌本燥，喜太息，胸中痛，不得转侧，食则吐而汗出也。

肝死藏，浮之弱，按之如索不来，或曲如蛇行者，死。

肝着，其人常欲蹈其胸上，先未苦时，但欲饮热，旋覆花汤主之。

头目瞤：瞤，指眼皮跳动。头目瞤，即头摇眼皮跳动，主要指头风摇动眩晕。

伛：行走时常曲背重肩，腰不能挺直之状。

舌本：舌体。

太息：叹长气。

【白话译文】

如果肝脏感受风邪，表现为头部颤动，眼皮跳动，两胁疼痛，走路时多弯腰驼背，喜食甜味的食物。

如果肝脏感受寒邪，就会出现两臂不能抬举，舌体干燥，喜欢叹气，胸中疼痛，身体不能转动，吃了食物就呕吐而且出汗等症状。

肝脏即将衰竭所出现的真脏脉，脉浮而轻取无力，重按时好像绳索般伏而不起而不能重复，或是脉象曲折，像蛇爬行一般的，属于死证。

患肝着病的人，经常想要别人能用脚踩踏他的胸部才能感觉舒服，在没有发病时，只想喝热汤的，宜用旋覆花汤主治。

📝 读书笔记

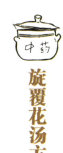

旋覆花汤方

旋覆花9克，葱15克，新绛（茜草）少许。

用法：将以上3味药用600毫升水煮取200毫升，每天1次。

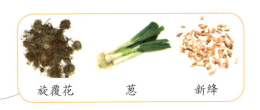

旋覆花　　　　葱　　　　新绛

功效解析：行气活血，通阳散结。主治肝着。症见胸胁痞塞，苦闷不堪，常以手捶按或捶打其胸，甚至想用足踏，胸胁胀痛或刺痛，喜热饮。苔薄白润、舌紫或暗，脉弦；妇女半产漏下，脉弦或芤。

心中风者，翕翕（xī）发热，不能起，心中饥，食即呕吐。

翕翕：形容发热轻微。

心中寒者，其人苦病心如啖（dàn）蒜状，剧者心痛彻背，背痛彻心，譬如蛊注。其脉浮者，自吐乃愈。

啖：吃。

蛊注：病症名。发作时心腹烦懊而痛，严重的则流注传染而死。本条"譬如蛊注"，形容痛如虫咬之状。"蛊"是毒虫，"注"是传染。

心伤者，其人劳倦，即头面赤而下重，心中痛而自烦，发热，当脐跳，其脉弦，此为心藏伤所致也。

下重：身体下部沉重无力，亦可见肛门下坠感或脱肛。

心死藏，浮之实如麻豆，按之益躁疾者，死。

邪哭使魂魄不安者，血气少也；血气少者属于心，心气虚者，其人则畏，合目欲眠，梦远行而精神离散，魂魄妄行。阴气衰者为癫，阳气衰者为狂。

邪哭：一指精神失常、无故悲伤的哭泣，犹如和鬼作祟，故谓邪哭。二指"邪入"，指的是风邪侵入人体。

【白话译文】

心脏发生风邪病变的患者，就会出现轻微发热，不能起床，心窝部感觉有饥饿感，但食入后就呕吐等症状。

心脏受了寒邪的侵袭，患者就会像吃了大蒜一般心中灼辣苦痛，严重时，心痛牵引到背部，背痛牵引到心胸，好像有虫在啃咬脏器一般。如果出现浮脉，不服药而自己能呕吐的，病情就会好转。

心脏受到损伤的患者，容易因劳动而疲倦，出现头面赤红，下肢沉重，心中疼痛，心烦不安，发热，脐部出现跳动感，脉弦，这都是因为心脏受伤所致。

心脏即将衰竭而出现真脏脉，脉浮而轻按坚实有力，好像麻豆滚动一般，重按则更加急数的，属于死证。

患者如果出现悲伤哭泣，好像邪鬼作怪一般，心神不能安定的，这是气血虚少的缘故。气血虚少是属于心的疾病。如果心气不足，患者会时常有恐惧感，想要闭起眼睛睡觉，梦见自己行走远路，以致精神涣散，心神不安。阴气衰弱的会出现癫病，阳气衰弱的则会出现狂病。

🌀 **脾中风者，翕翕发热，形如醉人，腹中烦重，皮目瞤瞤而短气。**

脾死藏，浮之大坚，按之如覆杯洁洁，状如摇者，死。

覆杯：倾覆之义，则覆杯为杯之倾倒。

数：读"朔"时，作"频繁"解；读"醋"时，作"细密"解。

脾约：病名。因脾的功能受胃热津伤的约束，既不能为胃行其津液，也不能转输水津上归于肺，由于水津不能四布，胃热盛而脾阴弱而产生大便燥结、小便频数细长的症状。意乃弱者为强者所约束，故称脾约。

跌阳脉浮而涩，浮则胃气强，涩则小便数，浮涩相搏，大便则坚，其脾为约，麻子仁丸主之。

【白话译文】

脾脏受了风邪侵袭的患者，就会全身轻微发热，好像酒醉一般，腹中烦满而沉重，眼皮跳动而呼吸气短。

脾脏即将衰竭所出现的真脏脉，脉浮而轻按大而坚，重按则如同覆盖的杯子，中空而动摇不定，属于死证。

如果跌阳部出现浮而涩的脉象，浮脉表示胃气强盛，涩脉表示小便频数，浮脉与涩脉相合，则会导致大便坚硬，这是由于脾被胃热约束所形成的脾约证，可用麻子仁丸主治。

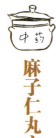

麻子仁丸方

麻子仁20克，芍药9克，枳实9克（炙），大黄12克（去皮），厚朴9克（炙，去皮），杏仁10克（去皮、尖，熬，别作脂）。

用法：上六味，蜜和为丸，如梧桐子大。每服10丸（9克），每日1～2次，温开水送服。

功效解析：润肠通便。主治肠胃燥热，津液不足，大便秘结，小便频数。

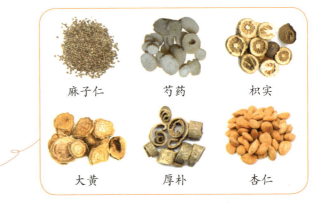

| 麻子仁 | 芍药 | 枳实 |
| 大黄 | 厚朴 | 杏仁 |

肾着（zhuó）之病，其人身体重，腰中冷，如坐水中，形如水状，反不渴，小便自利，饮食如故，病属下焦，身劳汗出，衣里冷湿，久久得之，腰以下冷痛，腹重如带五千钱，甘姜苓术汤主之。

着：即留滞附着。

肾死藏，浮之坚，按之乱如转丸，益下入尺中者死。

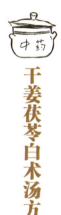

干姜茯苓白术汤方

甘草、白术各6克，干姜、茯苓各12克。

用法：上四味，以水1升，煮取600毫升，分三次温服。腰中即温。

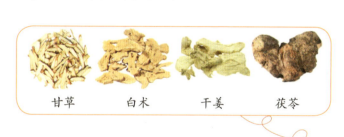

甘草　白术　干姜　茯苓

功效解析：温行阳气，散寒除湿。主治肾着。症见腰以下冷痛，如坐水中，形如水状，腹重如带五千钱，身体重，或辗转反侧，行动坐立困难。小便自利，口不渴，饮食如故，舌质淡、苔白而润，脉沉细而缓。

【白话译文】

肾脏即将衰竭所出现的真脏脉，脉浮而轻按坚实，重按则紊乱，形状像弹丸一样转动，这种脉象在尺部特别明显的，属于死证。

患肾着病的人，出现身体沉重，腰部寒冷，如坐在水中一般，但口不渴，小便通利，饮食也正常，是属于下焦的病。多因身体活动而出汗，导致衣服冷湿，久而久之便得此病，这种病患者腰部以下寒冷、疼痛，腹部沉重得像带着五千铜钱一般，应该用甘姜苓术汤主治。

三焦病

🌀 **问曰：三焦竭部，上焦竭善噫（yī），何谓也？**

师曰：上焦受中焦气未和，不能消谷，故能噫耳。下焦竭，即遗溺失便，其气不和，不能自禁制，不须治，久则愈。

【白话译文】

问：如果三焦的机能衰退，譬如上焦心肺机能衰退时，会出现嗳气的症状，这是什么原因呢？

老师答道：上焦禀受中焦的胃气，如果胃气不和，不能消化食物，浊气上逆，则会出现嗳气；如果下焦机能衰退，就会出现遗尿或大便失禁，这是下焦之气不和、不能自我约制的缘故，此病不需要治疗，日久则自然会痊愈。

🌀 **师曰：热在上焦者，因咳为肺痿；热在中焦者，则为坚；热在下焦者，则尿血，亦令淋**

秘不通。大肠有寒者，多鹜（wù）溏；有热者，便肠垢。小肠有寒者，其人下重便血；有热者，必痔。

鹜溏：即鸭溏，形容大便水粪杂下。

肠垢：带有黏液垢腻的粪便。

【白话译文】

老师说：如果热邪壅聚在上焦，灼伤肺液，就会出现咳嗽而形成肺痿；如果热邪壅聚在中焦，肠即燥热，就会导致大便坚硬；如果热邪壅聚在下焦，灼伤尿路，就会出现尿血，小便淋涩疼痛，或大便秘结不通。如果大肠有寒，则大便稀溏如鸭粪一样；如果大肠有热，则大便解出脓血、黏滞腥臭；如果小肠有寒，则患者肛门重坠而便血；如果小肠有热，则会形成痔疮。

积 聚

问曰：病，有积、有聚、有䅽（gǔ）气，何谓也？

师曰：积者，藏病也，终不移；聚者，府病也，发作有时，展转痛移，为可治；䅽气者，胁下痛，按之则愈，复发，为䅽气。诸积大法，脉来细而附骨者，乃积也。寸口

䅽气：停积留滞的饮食之气，以胁下痛和复发为特征。

诸积：包括《难经·五十六难》所分五积：心积曰伏梁，肝积曰肥气，脾积曰痞气，肺积曰息贲，肾积名曰奔豚。其病多由气、血、食、痰、虫等的积滞所引起。

积在胸中；微出寸口，积在喉中；关上积在脐旁；上关上，积在心下；微下关，积在少腹；尺中，积在气冲。脉出左，积在左；脉出右，积在右；脉两出，积在中央。各以其部处之。

上关上：关脉的上部。

下关：关脉的下部。

气冲：即气街，穴名，在脐下五寸，任脉曲骨穴旁开二寸。此处代表气冲穴所在的部位。

【白话译文】

问：病有积、有聚、有䅽气，怎样区别呢？

老师答道："积"属于脏病，病位始终固定不移；"聚"属于腑病，发作有一定时间，痛处经常游走移动，可以治疗；䅽气病，胁下痛，按之则痛消失，但容易复发。各种积病诊断的基本方法：如果脉象沉细，好像附着在骨上的，属于积病。如果寸口脉象沉细的，积病在胸中；如果脉象沉细，搏动稍微出于寸口部的，积在喉中；如果关部脉沉细的，积在肚脐周围；如果关部上出现沉细的，积在心下；如果关脉稍向下的位置脉出现沉细的，积在少腹；如果尺部中出现沉细的，积在气冲。如果左手出现沉细的，积在身体左侧；如果右手出现沉细的，积在身体右侧；如果两手都出现沉细的，积在中央。治疗时，应该根据不同的部位，采用不同治法。

读书笔记

痰饮咳嗽病脉证并治

第十二

🔸 夫病人饮水多，必暴喘满。凡食少饮多，水停心下，甚者则悸，微者短气。脉双弦者，寒也，皆大下后善虚；脉偏弦者，饮也。

脉双弦：两手寸口脉均弦。

偏弦：一手寸口脉弦。

【白话译文】

患饮证的患者饮水过多，会很快感到气喘胀满。如果吃得少而饮水多，水液停于心下脘腹，严重的会导致水气凌心而心悸，轻微的则会出现呼吸气短。如果此时两手出现弦脉，则属于寒证，这都是因为泻下后导致里虚所致；如果只有一只手出现弦脉，则表示饮邪停聚于身体的某处，形成饮证。

🔸 问曰：夫饮有四，何谓也？

师曰：有痰饮，有悬饮，有溢饮，有支饮。

问曰：四饮何以为异？

师曰：其人素盛今瘦，水走肠间，沥沥有声，谓之痰饮；饮后水流在胁下，咳唾引痛，

读书笔记

谓之悬饮；饮水流行，归于四肢，当汗出而不汗出，身体疼重，谓之溢饮；咳逆倚息，短气不得卧，其形如肿，谓之支饮。

【白话译文】

问：饮病有四种，是哪四种呢？

老师答道：有痰饮，有悬饮，有溢饮，有支饮。

问：四饮以什么作为区别？

老师答道：如果患者平素身体肥胖，患病后身体消瘦，水液在肠间流动，出现沥沥的响声，称为痰饮；如果在水饮形成以后，饮邪流注于胁下，出现咳嗽或吐痰时牵引胸胁疼痛的，称为悬饮；水饮泛溢到四肢肌肉之间，应当随汗排出，如果不随汗出，反而出现身体疼痛沉重，称为溢饮；如果出现咳嗽气逆而倚床呼吸，气息短促不能平卧，肢体轻度水肿的，称为支饮。

水在心，心下坚筑，短气，恶水不欲饮。

水在肺，吐涎沫，欲饮水。

水在脾，少气身重。

水在肝，胁下支满，嚏而痛。

水在肾，心下悸。

心下坚筑：心下痞坚、满闷不快，筑筑然悸动有力，像捣东西的样子。

胁下支满：犹如树枝撑于胁肋，支撑胀满。

【白话译文】

水饮停滞在心，会出现心下悸动，脘腹部痞满，呼吸气短，不想喝水的症状。

水饮停留在肺，会出现吐清稀痰涎，想要喝水的症状。

水饮停滞在脾，会气短乏力，身体沉重的症状。

水饮停滞在肝，则胁下支撑胀满，打喷嚏时容易牵引胸胁而疼痛。

水饮停滞在肾，会出现心下悸动的症状。

🌀 **夫心下有⟨留饮⟩，其人背寒冷如手大。**

　　留饮者，胁下痛引缺盆，咳嗽则辄已。

　　胸中有留饮，其人短气而渴，四肢历节痛。脉沉者，有留饮。

留饮：痰饮停留不去。

缺盆：指锁骨上窝处。

【白话译文】

如果留饮在心下脘腹部，则会出现背部寒冷的症状，寒冷的部位大约有手掌般大小。

如果留饮在胁下，则会出现两胁下疼痛牵引到锁骨上窝处，咳嗽时疼痛加剧的症状。

如果留饮在胸中，则会出现气短和口渴，四肢关节疼痛。脉沉为留饮。

🖊️读书笔记

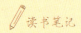

振振身瞤剧：指呼吸困难致全身震颤摇动。

肺饮：水饮犯肺，属支饮之类。

🌀 膈上病痰，满喘咳吐，发则寒热，背痛腰疼，目泣自出，其人振振身瞤（rún）剧，必有伏饮。

肺饮不弦，但苦喘短气。

支饮亦喘而不能卧，加短气，其脉平也。

脉弦数，有寒饮，冬夏难治。

【白话译文】

如果患者膈上有痰饮，则可见胸部胀满、气喘、咳嗽、吐痰涎，病情发作时，会出现恶寒发热，腰背部疼痛，咳喘剧烈时甚至会两眼流泪，身体严重颤抖，不能坐立，这是因为有伏饮的缘故。

如果肺部有水饮停留而没有出现弦脉，则容易出现喘息，呼吸气短。

如果患支饮，也会出现气喘不能平卧，以及呼吸短促，但脉象平和的症状。

脉象弦而数的，则表示有寒饮，此病在冬夏季时比较难以治愈。

🌀 病痰饮者，当以温药和之。

心下有痰饮，胸胁支满，目眩，苓桂术甘汤主之。

读书笔记

【白话译文】

患痰饮病，应当用温性的药物主治。

心下有痰饮停留，会阻碍气机的升降，导致浊阴不降，气机不利，故出现胸胁支撑胀满、头昏目眩的症状，可以用苓桂术甘汤主治。

苓桂术甘汤方

茯苓、桂枝（去皮）各9克，白术、甘草（炙）各6克。

用法：上药四味，以水600毫升，煮取300毫升，去渣，分三次温服。

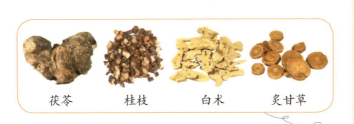

| 茯苓 | 桂枝 | 白术 | 炙甘草 |

功效解析：温化痰饮，健脾利湿。主治中阳不足之痰饮。症见胸胁支满，目眩心悸，短气而咳，舌苔白滑，脉弦滑或沉紧。

夫短气有微饮，当从小便去之，苓桂术甘汤主之，肾气丸亦主之。

病者脉伏，其人欲自利，利反快，虽利，心下续坚满，此为留饮欲去故也，甘遂半夏汤主之。

腹满，口舌干燥，此肠间有水气，已椒苈黄丸主之。

读书笔记

脉浮而细滑，伤饮。脉沉而弦者，悬饮内痛。

病悬饮者，十枣汤主之。

【白话译文】

如果有轻微的痰饮停滞，出现呼吸短促的，由于痰饮不甚严重，此时既不能发汗散饮，也不可攻下逐饮，应用健脾利小便法，使水饮随小便排出，用苓桂术甘汤主治。如果属于肾气不足的，用肾气丸温肾化气利小便。

患者出现沉伏的脉象，表示痰饮阻遏血脉；患者能自行泻下，泻下后反而觉得舒畅，这是因为痰饮随着大便而去，气机得以舒展的缘故；但即使能泻利，心下依然痞坚胀满的，这是表示留饮仍未尽去，可用甘遂半夏汤主治。

如果水饮停聚于肠间，阻遏肠中气机，则腹满；如果水饮影响津液的敷布，则口舌干燥。本证属于饮结气郁化热，肠腑气机壅滞的实证，用己椒苈黄丸主治。

脉象浮而细滑的，表示被水饮所伤。脉象沉而弦的，表示水饮停留在胁下，称为悬饮，悬饮会引起胁下疼痛。

患悬饮病的，用十枣汤（攻逐水饮）主治。

中药

甘遂半夏汤方

甘遂 3 克，半夏 9 克（以水 200 毫升，煮取 100 毫升，去渣），芍药 15 克，甘草 6 克（炙）。

用法：上四味，以水 600 毫升，煮取 200 毫升，去渣。以蜜 100 毫升和药汁，煎取 200 毫升，顿服之。

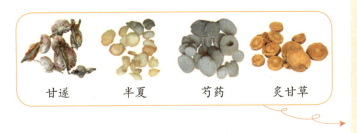

甘遂　　半夏　　芍药　　炙甘草

功效解析：攻下逐饮。主治留饮脉伏。症见利下腹结不爽，心下坚满，按之似有物，舌质淡、苔滑，脉紧或弦。

《金匮要略》中的常用药物：**甘遂**

性味与归经　苦，寒；有毒。归肺、肾、大肠经。

功能与主治　泻水逐饮，消肿散结。用于水肿胀满，胸腹积水，痰饮积聚，气逆咳喘，二便不利，风痰癫痫，痈疮肿毒。

用法与用量　内服：0.5 ～ 1.5 克，炮制后研末服；或入丸剂。

外用：适量。

主要事项

肝肾功能不全者慎用。正气亏虚、脾胃虚寒、有出血倾向者忌用；孕妇、哺乳期妇女忌用；老人与儿童忌用。忌与甘草、远志同用。禁食寒凉、油腻、不易消化食物。

📝 读书笔记

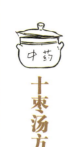

十枣汤方

芫花（熬）、甘遂、大戟各等分。

用法：上药各分别捣为散。用水300毫升，先煮肥大枣10枚，取240毫升，去渣，纳入药末，平旦温服；强人每服1克，羸人则0.5克。若下少病不除者，明日更服，加0.5克，得快下利后，可进米粥，护养胃气。

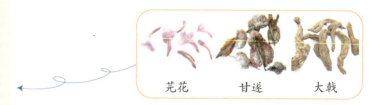

芫花　　甘遂　　大戟

功效解析：攻逐水饮。主治悬饮。症见咳唾胸胁引痛，心下痞硬，干呕短气，头痛目眩，胸背掣痛不得息，舌苔白滑，脉沉弦。水肿，一身悉肿，尤以身半以下肿甚，腹胀喘满，二便不利。

🌀 **病溢饮者，当发其汗，大青龙汤主之，小青龙汤亦主之。**

【白话译文】

患溢饮病，用发汗法治疗，用大青龙汤主治，也可以用小青龙汤主治。

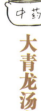

大青龙汤方

麻黄12克（去节），桂枝4克（去皮），甘草5克（炙），杏仁6克（去皮、尖），生姜9克（切），大枣10枚（擘），石膏20克（碎）。

用法：上七味，用水900毫升，先煮麻黄，减200毫升，去上沫，纳诸药，煮取300毫升，去渣，温服100毫升。取微似汗。汗出多者，温粉扑之，一服汗者，停后服。若复服，汗多亡阳，恶风烦躁，不得眠。

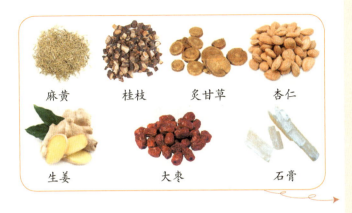

麻黄　桂枝　炙甘草　杏仁
生姜　大枣　石膏

小青龙汤方

麻黄（去节）、芍药、半夏（洗）各9克，细辛、干姜、五味子各3克，甘草（炙）、桂枝（去皮）各6克。

用法：上药八味，以水一升，先煮麻黄，减200毫升，去上沫，纳诸药，煮取300毫升，去渣，分两次温服。

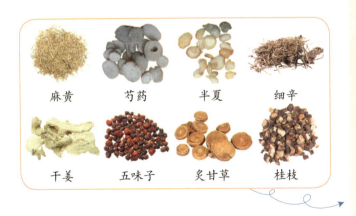

麻黄　芍药　半夏　细辛
干姜　五味子　炙甘草　桂枝

膈间支饮：指饮邪支撑在胸膈之间。

蔽黑：面色黑而晦暗。

冒眩：神志昏冒，眼前生黑光。

膈间支饮，其人喘满，心下痞坚，面色蔽（lì）黑，其脉沉紧，得之数十日，医吐下之不愈，木防己汤主之。虚者即愈，实者三日复发。复与不愈者，宜木防己汤去石膏加茯苓芒硝汤主之。

心下有支饮，其人苦冒眩，泽泻汤主之。

支饮胸满者，厚朴大黄汤主之。

【白话译文】

如果支饮停留在膈间，阻遏气机，致使心阳不展，肺气不降，就会表现为气喘胸满，心下痞阻坚硬，面色黯黑，脉象沉紧；患病已有数十天者，用吐法、攻下法却不能治愈的，正气已损伤。正气既虚，饮邪更难去，此时应当服用木防己汤（补虚通阳，利水散结）治疗；服药后，如果心下痞阻坚硬变软的，表示病情即将痊愈；如果心下仍然坚实痞阻的，通常在三天后会再复发，应当加强消饮散结的药力，故应用木防己汤去石膏加茯苓芒硝汤主治。

如果支饮停留在心下脘腹部，阻碍气机的升降，致使清阳不能上达头目，故头目昏眩；且于并未出现呼吸喘逆、倚息等症，表示尚属于支饮轻证，用泽泻汤主治。

由于支饮不仅会导致肺失肃降，还会进而导致胃肠气机不通，成为水饮与邪热互相壅结、肺与胃腑皆病的支饮实证，故出现腹部胀满的，用厚朴大黄汤主治。

✎读书笔记

木防己9克，桂枝6克，石膏（鸡头子大）、人参各12克。

用法：上四味，以水1.2升，煮取400毫升，分二次温服。

木防己汤方

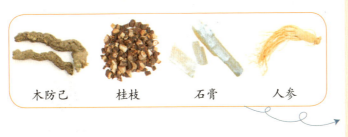

木防己　桂枝　石膏　人参

功效解析：行水散结，补虚清热。主治膈间支饮。症见喘满，心下痞坚，面色黧而晦暗，舌青紫或舌质红、苔黄腻，脉沉紧。

泽泻15克，白术6克。

用法：上药二味，以水300毫升，煮取150毫升，分温再服。

泽泻汤方

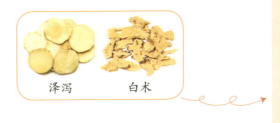

泽泻　白术

功效解析：利水祛饮，健脾制水。主治支饮冒眩。症见眩晕，动则欲呕，苔白滑，脉弦滑。

厚朴15克，大黄18克，枳实9克。

用法：上三味，以水1升，煮取200毫升，分两次温服。

厚朴大黄汤方

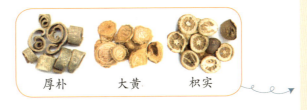

厚朴　大黄　枳实

功效解析：泻饮荡热，行气开郁。主治支饮胸满者。症见腹满，咳喘，咳吐痰涎，胸部满闷，大便秘结，舌质红、苔黄腻，脉弦滑有力。

《金匮要略》中的常用药物：厚朴

性味与归经	苦、辛，温。归脾、胃、肺、大肠经。
功能与主治	燥湿消痰，下气除满。用于湿滞伤中，脘痞吐泻，食积气滞，腹胀便秘，痰饮喘咳。
用法与用量	3～10克，煎服，或入丸、散。

气虚津亏者、孕妇慎用。

❧ **支饮不得息，葶苈大枣泻肺汤主之（方见肺痈篇中）。**

呕家本渴，渴者为欲解，今反不渴，心下有支饮故也，小半夏汤主之。

假令瘦人脐下有悸，吐涎沫而癫眩，此水也，五苓散主之。

脐下有悸：水气相搏于下，脐下跳动。

癫眩：癫同颠，指患者眩晕，可令人扑地不识人，所以叫"癫眩"。

【白话译文】

由于支饮导致肺气壅滞，不能宣降，从而出现喘息、呼吸困难的，用葶苈大枣泻肺汤主治（方见肺痈篇中）。

经常呕吐的患者，由于津液亏损不足而口渴，口渴是饮邪随呕吐而去、病情将要痊愈的征兆；如今反而口不渴，是心下脘腹有支饮停留的缘故，用小半夏汤主治。

身体消瘦的人，脐下出现悸动感，口吐涎沫而头晕目眩的症状，表示水饮停聚中、下二焦，导致清阳不能上达清空，浊阴不能从下窍外出，用五苓散（行气利湿）主治。

小半夏汤方

半夏 18 克，生姜 15 克。

用法：上二味。用水 700 毫升，煮取 300 毫升，分两次温服。

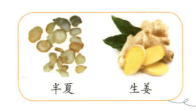

半夏　　　生姜

五苓散方

猪苓（去皮）、泽泻、白术、茯苓各 10 克，桂枝 7 克（去皮）。

用法：上五味，捣为散。以白饮和服 3 克，日三服。多饮暖水，汗出愈。

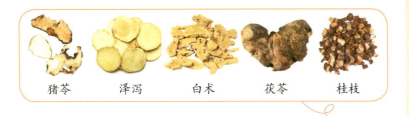

猪苓　　泽泻　　白术　　茯苓　　桂枝

🌀 **咳逆倚息不得卧，小青龙汤主之。**

青龙汤下已，多唾口燥，寸脉沉，尺脉微，手足厥逆，气从小腹上冲胸咽，手足痹，其面翕热如醉状，因复下流阴股，小便难，时复冒者，与茯苓桂枝五味甘草汤治其气冲。

冲气即低，而反更咳，胸满者，用桂苓五味甘草汤，去桂加干姜、细辛，以治其咳满。

【白话译文】

患者咳嗽气逆，倚床呼吸，不能平卧，用小青龙汤主治。

患者服用小青龙汤之后，吐出很多痰唾，口干燥，寸部脉沉，尺部脉微，手足厥冷，感觉有气从小腹上冲到胸部和咽部，手足麻痹，面部时而微微发热，像酒醉的样子，接着冲气又向下流到两大腿内侧，小便困难，有时又见头目昏眩的，用茯苓桂枝五味甘草汤，治疗患者的冲气。

冲气已平，但反而咳嗽加剧、胸胀满的，用桂苓五味甘草汤去桂枝，加干姜、细辛（苓甘五味姜辛汤），来治疗其咳嗽和胸胀满。

读书笔记

苓甘五味姜辛汤方

茯苓 12 克，干姜 9 克，细辛 3 克，甘草、五味子各 6 克。

用法：上药五味，以水 800 毫升，煮取 300 毫升，去渣，分三次温服。

功效解析：温肺化饮。主治肺寒支饮。症见胸满咳嗽，遇冷加重，咳吐清稀痰，舌苔白滑、舌质淡，脉沉弦。

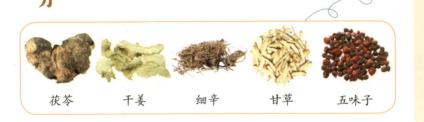

茯苓　　干姜　　细辛　　甘草　　五味子

姜辛夏汤方
＋
桂苓五味甘草去桂

茯苓、五味子、半夏各 12 克，甘草、细辛、干姜各 6 克。

用法：上六味，以水 8 升，煮取 3 升，去渣。温服 0.5 升，一日三次。

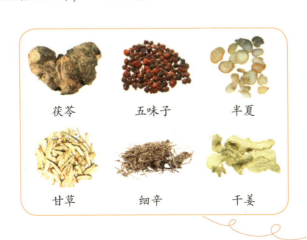

茯苓　　五味子　　半夏
甘草　　细辛　　干姜

功效解析：温阳散寒，降逆化饮，和胃止呕。主治寒饮上逆。症见肺寒支饮，咳嗽痰多，清稀色白，口淡不渴，头晕目眩，胸满呕逆，或面目浮肿；无伤寒表证。舌苔白腻或白滑、舌质淡，脉沉弦滑。

《金匮要略》中的常用药物：五味子

性味与归经	酸、甘，温。归肺、心、肾经。
功能与主治	收敛固涩，益气生津，补肾宁心。用于久嗽虚喘，久泻不止，梦遗滑精，遗尿尿频，自汗盗汗，津伤口渴，内热消渴，胸中烦热，心悸失眠。
用法与用量	内服：2～6克，煎服；或研末服每次1～3克。

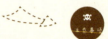

表邪未解、内有实热、咳嗽初起、麻疹初期均不宜用。

🌀 **咳满即止，而更复渴，冲气复发者，以细辛、干姜为热药也。服之当遂渴，而渴反止者，为支饮也。支饮者法当冒，冒者必呕，呕者复内半夏以去其水。**

【白话译文】

咳嗽与胸满已止，却更加口渴和冲气复发的，是因为细辛、干姜属热性药物，服后应当口渴。反而不渴的，是患有支饮的缘故；患支饮病的出现头目昏晕，昏晕的人必定呕吐，呕吐的再加半夏以去水饮。

🌀 **水去呕止，其人形肿者，加杏仁主之。其证应内麻黄，以其人遂痹，故不内之。若逆而**

内之者，必厥，所以然者，以其人血虚，麻黄发其阳故也。

若面热如醉，此为胃热上冲熏其面，加大黄以利之。

【白话译文】

服用苓甘五味姜辛半夏汤后，水饮消除，呕吐停止，但患者又出现身体水肿的，应用前方加杏仁主治；这个证候本来应该加入麻黄，但因为患者手足感到麻痹，故不宜加入；如果违反了禁忌而应用了麻黄，患者就会出现手足发凉，这是因为患者血虚，麻黄又能发汗，使患者亡阳的缘故。

如果患者面部热得像酒醉的样子，是胃热上冲熏蒸颜面的缘故，应该加大黄泄其胃热。

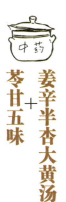

苓甘五味+姜辛半杏大黄汤方

茯苓、五味子、半夏、杏仁各 12 克，甘草、干姜、细辛各 9 克，大黄 6 克。

用法：上八味，以水 1000 毫升，煮取 300 毫升，去渣。温服 50 毫升，一日三次。

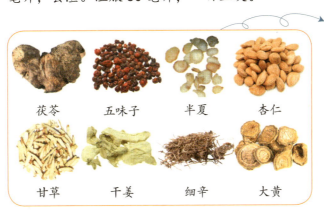

茯苓	五味子	半夏	杏仁
甘草	干姜	细辛	大黄

功效解析：温肺化饮，清泄胃热。主治寒饮内停。症见咳嗽痰多，胸满，呕逆，心悸，头眩，面赤口干，大便干燥，小便微黄，舌苔白腻而中心微黄，脉沉滑。

消渴小便不利淋病脉证并治第十三

消 渴

❧ 厥阴之为病，消渴，气上冲心，心中疼热，饥而不欲食，食即吐，下之不肯止。

寸口脉浮而迟，浮即为虚，迟即为劳，虚则卫气不足，劳则荣气竭。趺阳脉浮而数，浮即为气，数即为消谷而大坚，气盛则溲（sōu）数，溲数即坚，坚数相搏，即为消渴。

【白话译文】

厥阴病的症状，主要是口渴，饮水不停，气逆向上冲心，心窝疼痛灼热，感觉饥饿却又不想进食，食后又吐出。如果误用下法治疗，就会导致腹泻不止。

患者寸口部会出现浮迟的脉象，浮脉为虚证，迟脉为虚劳证，虚属于卫气不足，劳则属于营气衰竭。如果趺阳脉出现浮数的脉象，浮脉为胃中邪气充盛，数脉为胃热，胃热则消谷善饥而大便坚硬，胃中邪气充盛，则水湿渗于膀胱而小便频数，小便频数则津液偏渗于膀胱，大便更为坚硬，小便频数与大便坚硬同时出现，就属于消渴病。

　渴欲饮水，口干舌燥者，白虎加人参汤主之（方见中暍中）。

　男子消渴，小便反多，以饮一斗，小便一斗，肾气丸主之（方见妇人杂病中）。

　脉浮，小便不利，微热，消渴者，宜利小便、发汗，五苓散主之（方见上）。渴欲饮水，水入则吐者，名曰水逆，五苓散主之（方见上）。

　渴欲饮水不止者，文蛤散主之。

【白话译文】

由于邪热壅滞于内，胃腑实热炽盛，邪热耗伤津液，因而口渴想要喝水，口干舌燥的，用白虎加人参汤主治（方见中暍中）。

男子患消渴病，由于肾气衰微，不能蒸腾化气以摄水，水尽趋于下，因此小便反而增多，用肾气丸主治（方见妇人杂病中）。

患者脉浮，小便不通利，表示膀胱气化功能失司；轻度发热，表示表邪未尽；极度口渴的，表示津液不能正常输布，由于表里同病，故应当用利小便与发汗法治疗，以五苓散主治。口渴想要喝水，是因膀胱气化失司，导致津液不能上输所致；由于水湿停滞于胃，因而饮入后又吐出的，称为水逆证，用五苓散主治。

由于里热未消，口渴而饮水不止的，用文蛤散（清热润下，生津止渴）主治。

文蛤散方

文蛤 50 克（味咸寒）。

用法：上为散。每次 2 克，以沸汤 50 毫升和服。

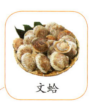

文蛤

功效解析：主治消渴病，渴欲饮水不止。

小便不利

跗阳脉数，胃中有热，即消谷引食，大便必坚，小便即数。

【白话译文】

跗阳脉出现数脉，胃中有邪热，则会出现消谷善饥，大便坚硬，小便次数增多的症状。

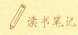

读书笔记

🌀 **小便不利者，有水气，其人若渴，瓜蒌瞿（qú）麦丸主之。**

小便不利，蒲灰散主之，滑石白鱼散，茯苓戎盐汤并主之。

脉浮发热，渴欲饮水，小便不利者，猪苓汤主之。

【白话译文】

肾阳亏虚不足，膀胱气化失司，会导致小便不通利；患有小便不通利的人，由于水饮停滞于内，津液不能上承，上焦反而生燥热，故十分口渴，用瓜蒌瞿麦丸主治。

小便不畅利，可以斟酌病情用蒲灰散主治，或用滑石白鱼散、茯苓戎盐汤主治。

患者出现浮脉、发热，并不是表邪未解，而是里热蒸灼于内所致，所以口渴想要喝水；水湿与邪热壅结导致膀胱气化不行、小便不通利的，用猪苓汤主治。

瓜蒌瞿麦丸方

瓜蒌根6克，茯苓、薯蓣各9克，附子5克（炮），瞿麦3克。

用法：上五味，研末，炼蜜丸，梧桐子大。每服3丸，一日三次，温开水送下；不知，增至7～8丸。以小便利，腹中温为知。

📝 读书笔记

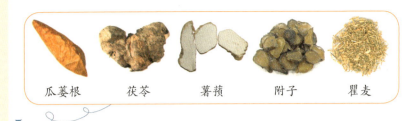

瓜蒌根　　茯苓　　薯蓣　　附子　　瞿麦

功效解析：温肾利水，生津润燥。主治小便不利。症见口渴剧烈，饮水不止，小便不利，少腹冷，或腰以下肿，舌淡红或红、舌体胖、边有齿痕、苔薄白少津或薄黄，脉沉缓。

中药

蒲灰散方

蒲黄 52.5 克，滑石 22.5 克。

用法：上二味，杵为散。每服 6 克，白饮送服，日服三次。

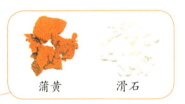

蒲黄　　滑石

功效解析：清热利湿。主治热淋。症见小便或短赤，或有尿血，溲时尿道有灼热刺痛，少腹拘急，舌红、苔黄腻。

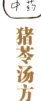
中药

猪苓汤方

猪苓（去皮）、茯苓、泽泻、阿胶、滑石（碎）各 9 克。

用法：以水 800 毫升，先煮四味，取 400 毫升，去津，入阿胶烊消，分两次温服。

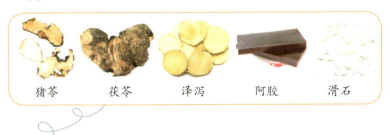

猪苓　　茯苓　　泽泻　　阿胶　　滑石

功效解析：滋阴清热利水。主治水热互结证。症见小便不利，下利，口渴欲饮，心烦不寐、咳嗽、呕恶，舌红、苔白或微黄，脉细数。

《金匮要略》中的常用药物：**阿胶**

性味与归经	甘，平。归肺、肝、肾经。

功能与主治　补血滋阴，润燥，止血。用于血虚萎黄，眩晕心悸，肌痿无力，心烦不眠，虚风内动，肺燥咳嗽，劳嗽咯血，吐血尿血，便血崩漏，妊娠胎漏。

用法与用量　内服：3～9克，烊化兑服。

脾胃虚弱、消化不良者慎用。

淋 病

🌀 **淋之为病，小便如粟状，小腹弦急，痛引脐中。**

淋家不可发汗，发汗则必便血。

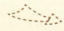

小便如粟状：小便排出粟状之物。

急：拘急紧张。

便血：尿血。

【白话译文】

淋病的症候表现：小便不通畅，排尿频数而量少，且有像小米样的硬物点滴而出，小腹拘急紧张，疼痛牵连到脐中。

患淋病，不可妄用发汗法，否则就会出现尿血的症状。

水气病脉证并治

第十四

师曰：病有风水，有皮水，有正水，有石水，有黄汗。风水，其脉自浮，外证骨节疼痛，恶风；皮水，其脉亦浮，外证胕（fū）肿，按之没指，不恶风，其腹如鼓，不渴，当发其汗；正水，其脉沉迟，外证自喘；石水，其脉自沉，外证腹满不喘；黄汗，其脉沉迟，身发热，胸满，四肢头面肿，久不愈，必致痈脓。

附肿：皮肤水肿。

【白话译文】

老师说：水气病可以分为风水、皮水、正水、石水、黄汗五种。风水病的脉象浮，外证表现为全身骨节疼痛而怕风；皮水病的脉象亦浮，外证表现为身体水肿，用手按压皮肤凹陷不起，不怕风，腹部胀大如鼓，口不渴，应当用发汗法治疗；正水的脉象沉迟，外证表现为气喘；石水的脉象沉，外证表现为腹部胀满但不喘；黄汗病的脉象沉

读书笔记

迟，外证表现为身体发热，胸部胀满，四肢皮肤与头面水肿，如果久病不愈，必定导致痈脓。

寸口脉沉滑者，中有水气，面目肿大，有热，名曰风水。视人之目窠（kē）上微拥，如蚕新卧起状，其颈脉动，时时咳，按其手足上，陷而不起者，风水。

【白话译文】

寸口部出现沉滑的脉象，表示体内有水气，面目水肿，发热，称为风水；患者的双眼睑出现微肿，像睡眠后刚醒来一般，颈部的脉管跳动，时常咳嗽，用手按压患者手脚的皮肤则凹陷不起的，属于风水病。

脉浮而洪，浮则为风，洪则为气，风气相搏。风强则为隐疹，身体为痒，痒为泄风，久为痂癞（jiā lài）；气强则为水，难以俯仰。风气相击，身体洪肿，汗出乃愈。恶风则虚，此为风水；不恶风者，小便通利，上焦有寒，其口多涎，此为黄汗。

目窠上微拥：两眼睑微肿。

颈脉：足阳明人迎脉，在结喉两旁。

隐疹：即瘾疹，因外受风邪而诱发，以皮肤出现小丘疹且瘙痒为主症，类似"风疹"病。

泄风：因瘾疹身痒，是风邪外泄的现象。

痂癞：一种顽固性的皮肤病，化脓结痂，有如癞疾。

【白话译文】

患者出现浮洪的脉象，浮是外感风邪，洪是水气涌盛。风邪与水气相聚合，如风邪偏盛，就会出现瘾疹，身体发痒，痒是风邪外透的表现，称为泄风，久病不愈就会形成痂癞；若水气偏盛者，就会形成水气病，症状为身体俯仰困难。风邪与水气相聚合，就会出现全身水肿，此时可以用发汗法主治。怕风者是表阳虚弱的象征，多属风水病；不怕风，小便通利者，表示上焦有寒，口中涎沫多，属于黄汗病。

🌀 **跗阳脉当伏，今反紧，本自有寒，疝瘕，腹中痛，医反下之，下之即胸满短气。跗阳脉当伏，今反数，本自有热，消谷，小便数，今反不利，此欲作水。**

疝瘕：腹痛有块的证候，由寒气引起，故其块或聚或散，没有定处。

【白话译文】

跗阳部位的脉象一般是伏的，如今反而出现紧脉，这是因为体内有寒邪壅聚的缘故，如寒邪、疝瘕、腹中痛等病，应当用温药治疗。如果医生反用苦寒之药攻下，患者就会发生胸中满闷和呼吸短促的变证。跗阳部位的脉象一般是伏的，如今反而出现数脉，这是因为体内有热邪壅聚

✏ 读书笔记

的缘故，因此食物消化得很快，小便频数；如果小便反而不通利的，表示将要发生水气病。

🌀 寸口脉浮而迟，浮脉则热，迟脉则潜，热潜相搏，名曰沉。趺阳脉浮而数，浮脉即热，数脉即止，热止相搏，名曰伏。沉伏相搏，名曰水。沉则脉络虚，伏则小便难，虚难相搏，水走皮肤，即为水矣。

　　脉得诸沉，当责有水，身体肿重。水病脉出者死。

潜：潜藏，指热邪潜入营血之中。

搏：相聚合。

脉出：脉暴出而无根，上有而下绝无。

【白话译文】

如果寸口出现浮迟的脉象，浮脉为邪热，迟脉为潜藏，热与潜相聚合，称为沉。趺阳部位的脉象浮而兼数，浮脉为邪热，数脉为水谷精微停滞而不能运化，热与壅滞之水谷相聚合，称为伏。沉与伏相合，称为水。沉表示络脉空虚，伏表示小便困难，络脉空虚与小便困难相合，以致水邪泛溢于肌肤，就会形成水气病。

出现沉脉的，应当兼有水气，以及身体肿胀而沉重，如果患水病而脉象突然转为虚浮的，属于死证。

📝 读书笔记

因肿：《脉经》
作"阴肿"。

问曰：病下利后，渴饮水，小便不利，腹满因肿者，何也？

答曰：此法当病水，若小便自利及汗出者，自当愈。

【白话译文】

问：患腹泻后，出现口渴饮水，小便不通利，腹部胀满而阴部水肿的，这是什么原因呢？

老师答道：按道理应当要出现水气病；如果小便通畅，兼有出汗的，则病情会自行痊愈。

阴肿：前阴肿胀。

小便续通：小便断续通畅，即时通时不通。

心水者，其身重而少气，不得卧，烦而躁，其人阴肿。肝水者，其腹大，不能自转侧，胁下腹痛，时时津液微生，小便续通。肺水者，其身肿，小便难，时时鸭溏。脾水者，其腹大，四肢苦重，津液不生，但苦少气，小便难。肾水者，其腹大，脐肿腰痛，不得溺，阴下湿如牛鼻上汗，其足逆冷，面反瘦。

【白话译文】

患心水病，会出现身体沉重，呼吸少气，不能平卧，心烦躁动不安，前阴部肿胀等症状；患肝水病，会出现腹

读书笔记

部肿大，身体不能自由转动，胁下与腹部疼痛，口中常有少许的津液，小便时通时闭等症状；患肺水病，会出现身体水肿、小便困难、大便时常溏泻如同鸭粪一般等症状；患脾水病，会出现腹部胀大、四肢沉重、口中干燥、少气、小便艰难等症状。患肾水病，会出现腹部肿大，肚脐肿胀，腰痛，小便不通畅，阴部潮湿如同牛鼻上的湿汗一般，两脚逆冷，面部反而消瘦等症状。

問曰：病者苦水，面目身体四肢皆肿，小便不利，脉之，不言水，反言胸中痛，气上冲咽，状如炙肉，当微咳喘。审如师言，其脉何类？

師曰：寸口沉而紧，沉为水，紧为寒，沉紧相搏，结在关元，始时当微，年盛不觉。阳衰之后，营卫相干，阳损阴盛，结寒微动，肾气上冲，喉咽塞噎，胁下急痛。医以为留饮而大下之，气击不去，其病不除。后重吐之，胃家虚烦，咽燥欲饮水，小便不利，水谷不化，面目手足浮肿。又以葶苈丸下水，当时如小差，食饮过度，肿复如前，胸胁苦痛，象若奔豚，其水扬溢，则浮咳喘逆。当先攻击冲气令止，乃治咳，咳止，其喘自差。先治新病，病当在后。

苦水：患水气病，或为水气病所苦。

状如炙肉：冲气发作时的症状，患者自觉咽中像有炙肉块阻塞一样，咽之不下，吐之不出。

关元：任脉俞穴之一，在脐下三寸处。

营卫相干：营卫之气不相和谐。

喉咽塞噎：咽喉阻塞不畅，甚至影响呼吸和饮食。

气击：气上冲击于咽喉、胸胁，即冲气发作时的证候表现。

浮咳喘逆：水肿、咳嗽、喘促、冲气上逆四个症状。

病：指水气病。前句新病指冲气、咳喘病。

【白话译文】

问：患水气病的患者，面目与身体四肢都水肿，小便不通畅，老师在诊脉时却并不谈水气病，反而说患者应当胸中疼痛，气逆上冲到咽部，咽中好像有块肉梗塞一般，还会轻微咳嗽气喘。学生通过深入的观察，确实如此，老师是怎样从脉象上判断出来的呢？

老师答道：如果寸口部出现沉紧的脉象，脉沉为有水，脉紧为有寒，沉紧相合，寒水交结，积聚于下焦关元，由于初病时比较轻微，年轻气盛时，并不会感觉异样；等到年老体弱时，由于营卫不调，阳虚而阴盛，导致阴寒内盛，下焦的寒水随着肾气上冲，以致引起咽喉部梗塞，胁下拘急疼痛。如果医生误认为是留饮病，使用大量泻下药来攻下，但气逆依旧不降，寒水依旧不去，医生又再用吐法，损伤胃气，导致胃气亏虚而烦闷，咽喉干燥想喝水，小便不通利，饮食不消化，水谷精微不能运化，因此面目与手脚水肿。医生又用葶苈丸泄水，起初水肿虽然可以稍微消退，但如果稍有不慎，食饮过度，水肿又恢复与以前一样，兼有胸胁部苦于疼痛，症状如同奔豚病发作一般，水气随着逆气上迫于肺，则出现咳嗽、气喘。治疗时，应当先降其冲逆之气，等待冲气平息后，再治咳嗽，咳嗽停止，则喘息自然痊愈。必须先治冲气、咳嗽、气喘等新病，再治水气病这一旧病。

寒 **寸口脉弦而紧，弦则卫气不行，即恶寒，水不沾流，走于肠间。**

少阴脉紧而沉，紧则为痛，沉则为水，小便即难。

水不沾流：水
不随气运行。

【白话译文】

患者寸口部的脉象弦而兼紧，弦脉为卫气运行不畅，因此怕冷，水液不能正常运行，而下注于肠间。

如果少阴部出现紧沉的脉象，紧脉主痛证，沉脉有水气。寒自内生，气化失职，所以导致小便困难。

寒 **师曰：寸口脉沉而迟，沉则为水，迟则为寒，寒水相搏。趺阳脉伏，水谷不化，脾气衰则鹜溏，胃气衰则身肿。少阳脉卑，少阴脉细，男子则小便不利，妇人则经水不通。经为血，血不利则为水，名曰血分。**

【白话译文】

老师说：寸口部出现沉迟的脉象，沉脉为有水，迟脉为有寒，寒与水相互聚合为害；如果趺阳部出现伏脉，表示饮食不能消化，脾气虚衰则出现大便溏泻，胃气虚衰则出现身体水肿；如果少阳脉出现沉而弱的脉象，少阴脉细

读书笔记

— 131

而小，则表示肾气不足。这样的脉象如在男子，就会出现小便不通利；在妇人，就会经水不通。因为月经来源于血，经水不通则表示血行不利，血不利则化而为水，亦可形成水气病，但这叫作血分。

问曰：病有血分水分，何也？

师曰：经水前断，后病水，名曰血分，此病难治；先病水，后经水断，名曰水分，此病易治。何以故？去水，其经自下。

【白话译文】

问：妇女患有水肿病，有血分、水分之不同，这是什么原因？

老师答道：如果月经先断绝，然后才患水肿病，这是瘀血阻滞水道所致，称为血分，这种病很难治疗；如果患水肿病，然后才月经断绝，这是水液阻滞血道所致，称为水分，这种病容易治愈。只要先消退水肿，则月经自然通畅。

师曰：寸口脉迟而涩，迟则为寒，涩为血不足。趺阳脉微而迟，微则为气，迟则为寒。

寒气不足，则手足逆冷；手足逆冷，则荣卫不利；荣卫不利，则腹满肠鸣相逐，气转膀胱，荣卫俱劳。阳气不通即身冷，阴气不通即骨疼；阳前通则恶寒，阴前通则痹不仁；阴阳相得，其气乃行，大气一转，其气乃散；实则失气，虚则遗尿，名曰气分。

前通：前，《说文解字》云："前，齐断也。古假借作剪。"前通，即断绝流通之意。

大气：宗气。

【白话译文】

老师说：如果寸口部出现迟涩的脉象，脉迟为有寒，脉涩为血虚。跌阳部出现微迟的脉象，脉微为脾阳不足，脉迟为寒气内盛。寒盛阳虚，不能温暖四肢，因此手足逆冷；手足逆冷表示营卫运行不利，就会出现腹部胀满、肠鸣；寒邪传入于膀胱，导致营卫虚弱。阳气不通，不能温暖肌肤则身冷，阴气不通则骨节疼痛；阳气先通而阴气不随着运行，就会怕冷；阴气先通而阳气不随着运行，则不能濡养肌肉，就会麻木；阴气和阳气相互调和，气机才能正常运行，胸中宗气流转，寒气就能消散；实证的邪气，会从后阴由虚恭排出，虚证的邪气，就会从前阴由小便排出，称为气分病。

🌀 太阳病，脉浮而紧，法当骨节疼痛，反不疼，身体反重而酸，其人不渴，汗出即愈，此

读书笔记

为风水。恶寒者，此为极虚，发汗得之。渴而不恶寒者，此为皮水。身肿而冷，状如周痹，胸中窒，不能食，反聚痛，暮躁不得眠，此为黄汗，痛在骨节。咳而喘，不渴者，此为脾胀，其状如肿，发汗即愈。然诸病此者，渴而下利，小便数者，皆不可发汗。

【白话译文】

患太阳病，出现浮紧的脉象，理应兼有骨节疼痛，如今非但不痛，身体反而沉重且酸，口不渴，出汗后病可以好转，这属于风水病。如果出现怕冷的症状，是因为身体极度虚弱，又因发汗损伤卫阳的缘故。口渴而不怕冷的，属于皮水病。全身水肿而又怕冷的，症状类似于周痹病，表现为胸中憋闷，不能进食，骨节疼痛，傍晚时烦躁不安，不能入眠，属于黄汗病。咳嗽而又气喘，口不渴的，属于脾胀病，症状类似于水肿病，用发汗法治疗则可以痊愈。但治疗这些患水气病的人，不论是口渴还是腹泻，或是小便次数较多的，都不可以用发汗法主治。

师曰：诸有水者，腰以下肿，当利小便；腰以上肿，当发汗乃愈。

夫水病人，目下有卧蚕，面目鲜泽，脉伏，其人消渴。病水腹大，小便不利，其脉沉绝者，有水，可下之。

鲜泽：肤色光亮。

【白话译文】

老师说：在水肿病的治疗上，对于腰部以下水肿的，用利小便法治疗；对于腰部以上水肿的，用发汗法治疗。

患水气病，眼胞出现水肿，好像眼睛下面有蚕卧一样，脸面与双眼光亮润泽，脉象伏，患者口渴喜饮。如果腹部肿大，小便不通利，脉象沉绝的，表示内里有水气停聚，可用攻下法治疗。

风水，脉浮身重，汗出恶风者，防己黄芪汤主之（方见痉湿暍病脉证）。腹痛加芍药。

风水恶风，一身悉肿，脉浮不渴，续自汗出，无大热，越婢汤主之。

一身悉肿：全身水肿。

【白话译文】

患风水病，由于水湿在表，故脉浮；由于水湿溢于肌肤，故身体沉重；由于气虚不能固表，故汗出怕风，用防己黄芪汤主治（方见痉湿暍病脉证）。如果患者腹痛的，可用本方加芍药治疗。

患风水病，由于风邪侵犯肌表，肺气不宣，故怕风、脉象浮；肺之通调水道功能失司，津液停聚泛溢于肌表，故全身水肿；风邪在表，里无大热，故口不渴、全身没有大热；风为阳邪，风水搏结于表，郁而化热，故不断地自汗而出，没有高热征象，可用越婢汤主治。

越婢汤方

麻黄 12 克，石膏 25 克，生姜 9 克，甘草 6 克，大枣 15 枚。

用法：上药以水 1.2 升，先煮麻黄，去上沫，纳诸药，煮取 600 毫升，分三次温服。

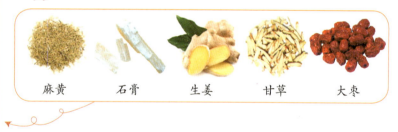

| 麻黄 | 石膏 | 生姜 | 甘草 | 大枣 |

功效解析：宣肺泄热，散水消肿。主治风水恶风。症见全身水肿，断续汗出，口不渴，烦躁，舌红，苔薄白或薄黄，脉浮有力。

黄肿：水在皮内，色黄肿胀，此与皮水不同。

里水者，一身面目黄肿，其脉沉，小便不利，故令病水。假如小便自利，此亡津液，故令渴也。越婢加术汤主之。

里水，越婢加术汤主之，甘草麻黄汤亦主之。

皮水为病，四肢肿，水气在皮肤中，四肢聂聂动者，防己茯苓汤主之。

聂聂动：其动轻微。

【白话译文】

患皮水病，面目与全身都色黄水肿，脉象沉，小便不通利，导致水湿滞留因而形成水气病。如果小便通利，则是因水去而津液受损，因此出现口渴的症状，用越婢加术汤主治。

患皮水病，表实无汗且兼夹杂里热者，用越婢加术汤主治。如果无热者，可用甘草麻黄汤主治。

患皮水病，四肢水肿，这是由于水气流溢在皮肤中，故四肢肌肉轻微跳动，用防己茯苓汤主治。

甘草麻黄汤方

甘草6克，麻黄12克。

用法：上二味，以水500毫升，先煮麻黄，去上沫，纳甘草，煮取300毫升，温服150毫升，重复汗出，不汗再服。药后注意避免风寒。

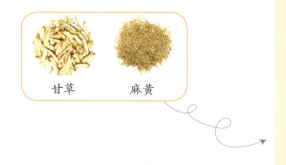

甘草　　　麻黄

功效解析：解表发汗，宣肺散寒。主治皮水表实证。症见一身悉肿，按之凹陷，恶寒无汗，舌淡或胖、边有齿痕，苔薄白或白润，脉浮有力。

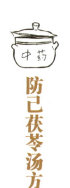

防己茯苓汤方

防己、黄芪、桂枝各9克，茯苓18克，甘草6克。

用法：以水1.2升，煮取400毫升，分三次温服。

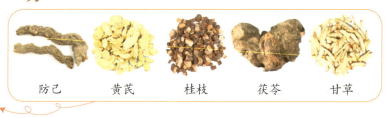

| 防己 | 黄芪 | 桂枝 | 茯苓 | 甘草 |

功效解析：通阳化气，分消水湿。主治皮水阳郁证。症见一身悉肿，尤以四肢肿胀明显，按之凹陷，时有轻微跳动感，舌淡胖边有齿痕，脉沉滑或沉弦。

水之为病，其脉沉小，属少阴；浮者为风；无水，虚胀者，为气。水，发其汗即已。脉沉者，宜麻黄附子汤；浮者，宜杏子汤。

厥而皮水者，蒲灰散主之（**方见消渴中**）。

【白话译文】

患水气病，脉象沉小的，表明病在少阴。脉浮的表明有风邪；没有水气而虚胀的，为气分病。患水气病，发汗后就能痊愈。脉象沉的，用麻黄附子汤主治；脉象浮的，用杏子汤主治。

患皮水病，如果湿热炽盛，阻遏气机，阳气不能布达于四肢，故出现四肢逆冷，用蒲灰散主治（**方见消渴中**）。

读书笔记

问曰：黄汗之为病，身体肿，发热汗出而渴，状如风水，汗沾衣，色正黄如蘖汁，脉自沉，何从得之？

师曰：以汗出入水中浴，水从汗孔入得之，宜芪芍桂酒汤主之。

【白话译文】

问：患黄汗，出现身体水肿，发热汗出而口渴，症状类似于风水病，汗出沾衣，颜色黄如蘖汁一般，脉象沉，这是如何患得的呢？

老师答道：这是由于出汗后，又浸入水中洗浴，水湿从汗孔渗入肌肤所致，用黄芪芍桂酒汤主治。

黄芪芍桂酒汤方

黄芪15克，芍药、桂枝各9克。

用法：上三味，以苦酒200克，水1.4升相和，煮取600毫升，每次温服200毫升。当心烦，服至六七日乃解。

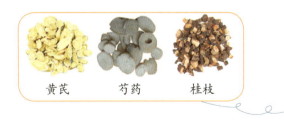

黄芪　芍药　桂枝

功效解析：益气祛湿，和营泻热。主治黄汗证。症见身体肿重，发热，汗出色黄沾衣，口渴，舌淡红，苔白腻或黄腻，脉沉无力。

❧ 黄汗之病，两胫自冷。假令发热，此属历节。食已汗出，又身常暮盗汗出者，此劳气也。若汗出已，反发热者，久久其身必甲错；发热不止者，必生恶疮。若身重，汗出已轻轻者，久久必身瞤。瞤即胸中痛，又从腰以上必汗出，下无汗，腰髋（kuān）弛痛，如有物在皮中状，剧者不能食，身疼重，烦躁，小便不利，此为黄汗。桂枝加黄芪汤主之。

轻轻：感觉轻快。

腰髋弛痛：腰髋部筋肉松弛无力而痛。

🖊 读书笔记

【白话译文】

患黄汗病，症状理应表现为两小腿寒冷，如果小腿不冷反而发热的，则属于历节病。如果进食后出汗，又经常在晚上睡眠时身体出汗较多的，属于虚劳病。如果汗出后，反而发热的，日久则身上肌肤粗糙得像鳞甲一般；长期发热不止的，一定会形成恶疮。如果身体沉重，出汗后，身体感到轻松的，日久必然出现肌肉瞤动，发作时连及胸中疼痛，并且从腰以上出汗，腰部以下没有汗，腰髋部酸软无力伴有疼痛，好像有虫在皮肤里面爬行一样；严重者吃不下东西，身体疼痛沉重，烦躁，小便不通畅。这些都是黄汗病的表现，用桂枝加黄芪汤主治。

桂枝＋黄芪汤方

桂枝、芍药、甘草、黄芪各6克，生姜9克，大枣12枚。

用法：上六味，以水800毫升，煮取300毫升，温服100毫升。须臾饮热稀粥约200毫升，以助药力，温覆取微汗，若不汗更服。

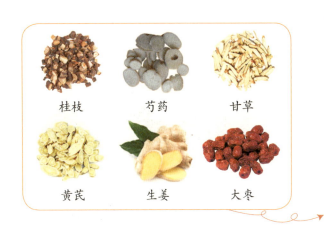

| 桂枝 | 芍药 | 甘草 |
| 黄芪 | 生姜 | 大枣 |

功效解析：通阳益气，温化寒湿。主治气虚湿盛阳郁黄汗。症见发热而胫冷，身体肿重，汗出色黄，恶风，舌淡苔薄白润，脉沉迟。

气分，心下坚，大如盘，边如旋杯，水饮所作，桂枝去芍药加麻辛附子汤主之。

旋杯：圆杯。

心下坚大如盘，边如旋盘，水饮所作，枳术汤主之。

旋盘：圆盘。

✎读书笔记

【白话译文】

患气分病，肾阳不足，肾之蒸腾功能失司，导致水寒之气凝滞于心窝部，故心窝部坚硬，形大如同盘状，边缘如同杯状，用桂枝去芍加麻辛附子汤主治。

患气分病，脾胃气虚，不能正常转输津液，导致水饮内停而形成聚积，故心窝部坚硬，像盘那样大小，边缘像圆杯那样坚硬，用枳术汤主治。

麻辛附子汤方 桂枝去芍 中药

桂枝、生姜各9克，甘草、麻黄、细辛各6克，大枣12枚，附子（炮）5克。

用法：上七味，以水700毫升，煮麻黄，去上沫，纳诸药，煮取300毫升，分三次温服。当汗出，如虫行皮中，即愈。

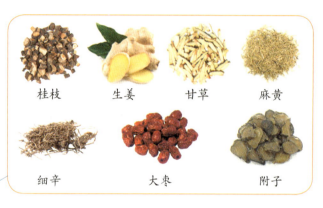

桂枝　　生姜　　甘草　　麻黄

细辛　　　大枣　　　附子

功效解析：温经通阳，宣散水饮。主治阳虚阴凝型气分。症见一身悉肿，心下痞坚，腹满肠鸣，伴头痛身痛，恶寒无汗，手足逆冷，舌质淡、苔白而滑，脉况迟无力或细涩无力。

枳术汤方 中药

枳实12克，白术6克。

用法：以水500毫升，煮取300毫升，分三次温服。

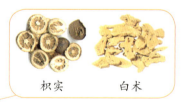

枳实　　白术

功效解析：行气散结，健脾利水。主治脾虚气滞气分。症见身肿，心下痞，坚大如盘，食少倦怠，大便溏泄，舌淡苔白腻，脉况弦有力。

黄疸病脉证并治

第十五

🌀 寸口脉浮而缓，浮则为风，缓则为痹。痹非中风。四肢苦烦，（脾色必黄），瘀热以行。

脾色必黄：脾病其肤色必呈黄色。

【白话译文】

寸口出现浮缓的脉象，浮脉为风热，缓脉为湿热内蕴的痹证。此处的痹证并不是太阳中风证，而是四肢感到烦扰不舒。因脾主黄色，湿热蕴结于脾胃，外行于体表，就成为黄疸。

🌀 阳明病，脉迟者，（食难用饱），饱则发烦头眩，小便必难，此欲作谷疸（dǎn）。虽下之，腹满如故，所以然者，脉迟故也。

食难用饱：饮食不宜过饱。

【白话译文】

患阳明病而出现迟脉的，不能吃得过饱，如果过饱则会感到烦闷，头晕目眩，小便困难，这是即将发生谷疸的征兆。虽然服用泻下药，但腹部依然胀满，之所以会这样，是脉迟的缘故。

🌀 **跌阳脉紧而数，数则为热，热则消谷，紧则为寒，食即为满。尺脉浮为伤肾，跌阳脉紧为伤脾。风寒相搏，食谷即眩，谷气不消，胃中苦浊，浊气下流，小便不通，阴被其寒，热流膀胱，身体尽黄，名曰谷疸。额上黑，微汗出，手足中热，薄暮即发，膀胱急，小便自利，名曰女劳疸，腹如水状不治。**

苦浊："苦"可作"病"字解。"浊"即指湿热，下"浊气"而为湿热。

【白话译文】

跌阳脉出现紧数的脉象，数脉为胃中有热，胃热则能消食善饥；紧脉为有寒，寒邪损伤脾阳，因此食后则腹部胀满。尺部出现浮脉，表示风热伤肾；跌阳脉出现紧脉，表示寒邪伤脾。风与寒相聚合，进食后就会感到头部眩晕，食物不能消化，湿热壅聚于胃，湿热浊气下流，导致小便不通利，又因脾脏感受寒湿，加上流入膀胱的湿热，因此全身发黄，称为谷疸。额部发黑，微汗出，手足心发热，每到傍晚时就发病，膀胱拘急，小便通畅，称为女劳疸，如果腹部胀满，好像积水一般，属于不治之症。

读书笔记

◐ 心中懊憹（náo）而热，不能食，时欲吐，名曰酒疸。

> 懊憹：懊恼，烦闷。

夫病酒黄疸，必小便不利，其候心中热，足下热，是其证也。

【白话译文】

患者出现心中郁闷，燥热不安，不能进食，时常恶心想要呕吐的，称为酒疸。

患酒疸病，必定兼有小便不通畅，胃中灼热，足心发热，这些都属于酒疸的症状。

◐ 脉沉，渴欲饮水，小便不利者，皆发黄。腹满，舌痿黄，燥不得睡，属黄家。

> 痿黄：黄而不润泽。

发于阴部，其人必呕；阳部，其人振寒而发热也。

> 阴部：在里。
>
> 阳部：在表。

【白话译文】

脉象沉，口渴想喝水，小便不通利的，都会形成黄疸病。腹部胀满，皮肤发黄而不润泽，烦躁而不能入睡，这些症状都属于黄疸病。

如果病邪在里，必然呕吐，如果病邪在表，就会恶寒、发热。

🖊 读书笔记

黑疸：酒疸误下后的变证。目青面黑，大便亦变黑色。这是一种症状，并不是黄疸中的一种。

心中如啖蒜齑状："啖"，吃；"齑"，指捣碎的姜、蒜、韭菜等。此言胃中像吃了姜、蒜等辛辣之物一样有灼热不舒感。

爪之不仁：肌肤麻痹，搔之无痛痒感。

🌀 **酒疸下之，久久为黑疸，目青面黑，心中如啖（dàn）蒜齑（jī）状，大便正黑，皮肤爪之不仁，其脉浮弱，虽黑微黄，故知之。**

酒疸，心中热，欲呕者，吐之愈。

【白话译文】

患酒疸病，如果误用泻下法，日久则会出现黑疸，眼睛发青而面色发黑，胃中灼热，好像吃了大蒜等辛辣之物一般灼热，大便呈黑色，搔抓皮肤时也不觉得痛痒，脉象浮而弱，皮肤黑而黄，这是误用泻下法的缘故。

患酒疸病，胃中有热想吐的，可以用吐法主治。

火劫其汗：用艾灸、温针或熏法，强迫出汗。

肚热：腹中热。

期：期限。

🌀 **师曰：病黄疸，发热烦喘，胸满口燥者，以病发时，火劫其汗，两热所得。然黄家所得，从湿得之。一身尽发热而黄，肚热，热在里，当下之。**

黄疸之病，当以十八日为期，治之十日以上瘥，反极为难治。疸而渴者，其疸难治；疸而不渴者，其疸可治。

【白话译文】

老师说：患黄疸病，出现发热、烦躁、气喘、胸胁胀满、口咽干燥等症状的，是因为初病时，误用艾灸、温针或熏法等火攻法强迫出汗，以致热邪与火邪相合所致。但是，黄疸病主要是湿热蕴郁所致；如果患者全身发热，面目发黄，腹中灼热，为热邪郁结在里，用泻下法主治。

患黄疸病，应当以十八天为病愈的期限，治疗十天以上则应当痊愈，如果病情反而加重的，则属于难治之证。患黄疸病，出现口渴的，比较难以治疗；如果口不渴的，则可以治疗。

谷疸之为病，寒热不食，食即头眩，心胸不安，久久发黄，为谷疸，茵陈蒿（hāo）汤主之。

不安：烦躁不安。

茵陈蒿汤方

茵陈蒿 18 克，栀子 15 克（劈），大黄 6 克（去皮）。

用法：上三味，以水 1.2 升，先煮茵陈减 600 毫升，纳二味，煮取 300 毫升，去渣，分三服。小便当利，尿如皂荚汁状，色正赤，一宿复减，黄从小便去。

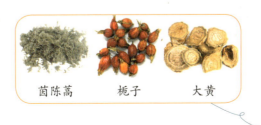

| 茵陈蒿 | 栀子 | 大黄 |

功效解析：清热利湿，利胆退黄。主治湿热黄疸。症见一身面目俱黄，色鲜明如橘子，腹微满，口中渴，小便不利，舌苔黄腻，脉沉实或滑数。

【白话译文】

谷疸这种病，患者会出现恶寒发热，不想吃东西，食后就会感头目眩晕，心胸烦闷不安适的，日久则会全身发黄而形成谷疸，用茵陈蒿汤主治。

酒黄疸者，或无热，靖言了了，腹满欲吐，鼻燥。其脉浮者，先吐之；沉弦者，先下之。

酒黄疸，心中懊憹或热痛，栀子大黄汤主之。

【白话译文】

患酒疸病，有的不发热，安静且语言不乱，但腹部胀满，想呕吐，鼻腔干燥，如果出现浮脉，表示病邪在上，可以用涌吐法治疗；如果出现沉弦脉，表示病邪在下，可用泻下法主治。

患酒黄疸者，出现心中郁闷不安，或发热，或疼痛的，用栀子大黄汤主治。

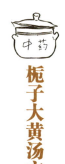

中药 栀子大黄汤方

栀子9克，大黄3克，枳实12克，豆豉10克。

用法：上四味，以水600毫升，煮取200毫升，分三次温服。

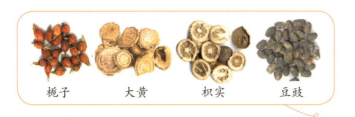

栀子　　大黄　　枳实　　豆豉

功效解析：清心除烦，泄热退黄。主治酒黄疸。症见色黄鲜明，心中郁闷不舒或灼热而痛，小便不利，色黄或赤，大便秘结，舌红、苔黄，脉数。

《金匮要略》中的常用药物：**枳实**

性味与归经	苦、辛、酸，微寒。归脾、胃经。
功能与主治	破气消积，化痰除痞。用于积滞内停，痞满胀痛，泻痢后重，大便不通，痰滞气阻，胸痹，结胸，脏器下垂。
用法与用量	3～10克，煎服。大量可用至30克，炒后性较平和。

孕妇及脾胃虚弱者慎用。

黄家日晡所发热，而反恶寒，此为女劳得之。膀胱急，少腹满，身尽黄，额上黑，足下热，因作黑疸。其腹胀如水状，大便必黑，时溏，此女劳之病，非水也。腹满者难治，硝石矾石散主之。

溏：便溏泄。

【白话译文】

患黄疸病，一般在下午四五点钟时发热，如果反而怕冷的，表示患了女劳疸。如果膀胱拘急，少腹胀满，全身发黄，额头发黑，足心发热，表示患了黑疸病。如果腹部胀满如有积水一般，大便必然色黑，时常溏泄，表示患了女劳病，而不是水气病。腹部胀满的，治疗比较困难，用硝石矾石散主治。

诸病黄家，但利其小便。假令脉浮，当以汗解之，宜桂枝加黄芪汤主之（方见水气中）。

诸黄，猪膏发煎主之。

黄疸病，茵陈五苓散主之。

黄疸腹满，小便不利而赤，自汗出，此为表和里实，当下之，宜大黄硝石汤。

假令：如果。

【白话译文】

治疗各类黄疸病，都可用通利小便的方法。如果出现浮脉，用发汗法，以桂枝加黄芪汤主治（方见水气中）。

治疗各类黄疸病，可以用猪膏发煎主治。

患黄疸病，用茵陈五苓散主治。

患黄疸病腹部胀满，小便不畅而色红，自汗出，这是肌表无病而里有实热，用泻下法治疗，宜用大黄硝石汤。

读书笔记

🌀 黄疸病，小便色不变，欲自利，腹满而喘，不可除热，热除必哕。哕者，小半夏汤主之（方见痰饮中）。

除热：清热。

诸黄，腹痛而呕者，宜柴胡汤（必小柴胡汤，方见呕吐中）。

男子黄，小便自利，当与虚劳小建中汤（方见虚劳中）。

【白话译文】

患黄疸病，如果小便颜色不变，想要腹泻，腹部胀满而气喘的，此时不能用清热法，否则，热虽能除，但会导致胃气上逆而引起呃逆；出现呃逆的，用小半夏汤主治（方见痰饮中）。

治疗各类出现腹部疼痛、呕吐的黄疸病都可用柴胡汤主治（方见呕吐中）。

男子患黄疸病，小便通畅的，用治疗虚劳病的小建中汤（方见虚劳中）。

读书笔记

惊 悸

> 寸口脉动而弱，动即为惊，弱则为悸。

火邪者，桂枝去芍药加蜀漆牡蛎龙骨救逆汤主之。

心下悸者，半夏麻黄丸主之。

【白话译文】

寸口部出现动而弱的脉象，脉动为惊证，脉弱为悸证。

患太阳病，误用温针和火熏法发汗而发生变症成火邪的，用桂枝去芍药加蜀漆牡蛎龙骨救逆汤主治。

心下悸动的，用半夏麻黄丸主治。

蜀漆牡蛎龙骨救逆汤方

桂枝去芍药 + 蜀漆牡蛎龙骨救逆汤方

桂枝（去皮）、生姜（切）、蜀漆（去腥）9克，甘草（炙）6克，大枣（擘）12枚，牡蛎（熬）15克，龙骨12克。

用法：上七味，以水1.2升，先煮蜀漆至1升，纳诸药，煮取300毫升，去渣，温服100毫升。

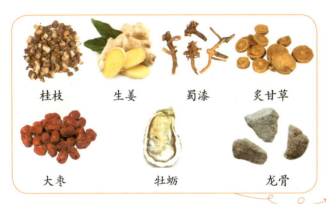

桂枝　　　生姜　　　蜀漆　　　炙甘草

大枣　　　　　牡蛎　　　　　龙骨

功效解析：温通心阳，镇惊安神，兼以涤痰逐邪。主治心悸，惊狂。症见卧起不安，手足厥冷，伴恶寒发热，自汗，胸脘满闷，舌淡、苔腻，脉浮滑或浮软无力。

半夏麻黄丸方

半夏、麻黄各等分。

用法：上二味，研末，炼蜜和丸，如小豆大。饮服3丸，日服三次。

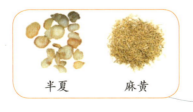

半夏　　　麻黄

功效解析：通阳蠲饮，降逆定悸。主治心悸，或怔忡，或胃脘部跳动。症见胸闷或胸满，伴恶心或呕吐痰涎，舌淡苔白腻或白滑，脉况或累。

吐衄下血

🍥 夫酒客咳者，必致吐血，此因极饮过度所致也。

又曰：从春至夏，衄者，太阳；从秋至冬，衄者，阳明。

【白话译文】

平素嗜酒之人，如果出现咳嗽的，必然导致吐血，这是饮酒过度所致。

又说：从春季至夏季出现鼻出血的，属于太阳表证；从秋季至冬季鼻出血的，属于阳明里热证。

🍥 病人面无血色，无寒热，脉沉弦者，衄；浮弱，手按之绝者，下血；烦咳者，必吐血。

【白话译文】

患者面色苍白，没有血色，没有恶寒发热，脉象沉而弦的，则会鼻出血；如果脉象浮而弱，用手重按则无脉的，为便血；如果患者烦躁、咳嗽的，必定吐血。

📝 读书笔记

🌀 师曰：尺脉浮，目睛晕黄，衄未止；晕黄去，目睛慧了，知衄今止。

【白话译文】

老师说：尺部出现浮脉，眼睛昏花，看不清物体，就会不停地流鼻血；如果眼睛昏花已去，视物清晰，说明鼻出血已停止。

🌀 夫吐血，咳逆上气，其脉数而有热，不得卧者，死。

衄家不可汗，汗出必额上陷，脉紧急，直视不能眴（shùn），不得眠。

【白话译文】

患吐血病，如果出现咳嗽、气喘、脉象数、发热、不能平卧的，属不治之证。

常流鼻血的人，不可妄用发汗法治疗，否则，必然引起额旁经脉塌陷不起，脉搏紧张拘急，两眼直视，不能自由转动，不能入睡。

🌀 寸口脉弦而大，弦则为减，大则为芤，减则为寒，芤则为虚，寒虚相击，此名曰革，妇

目睛晕黄：有两种情况，一为患者眼睛之色晕黄不亮，二为眼睛视物晕黄不明。

目睛慧了：眼睛清明，视物亦清晰。

眴：指眼球转动。

✏ 读书笔记

人则半产漏下，男子则亡血。

亡血不可发其表，汗出即则寒栗而振。

【白话译文】

如果寸口脉弦而大，弦脉表示阳气衰减，脉大中空如葱管；阳气衰减的为有寒，大而中空的为血虚，寒与虚相合，称为革，在妇人则患小产和漏下，在男子则患出血。

患失血病，不可妄用发汗法，否则，不仅阴血受伤，还会损伤阳气，导致汗出后寒战怕冷。

吐血不止者，柏叶汤主之。

心气不足，吐血，衄血，泻心汤主之。

下血，先血后便，此近血也，赤小豆当归散主之（方见狐惑中）。

下血，先便后血，此远血也，黄土汤主之。

【白话译文】

吐血不止的，用柏叶汤主治。

心气不充足的，吐血，鼻出血的，用泻心汤主治。

患便血的，出血在先，大便在后，称为近血，用赤小豆当归散主治（方见狐惑中）。

患下血病，大便在先，出血在后，称为远血，用黄土汤主治。

读书笔记

泻心汤方

大黄 10 克，黄连、黄芩各 5 克。

用法：上药三味，以水 800 毫升，煮取 250 毫升，顿服之。

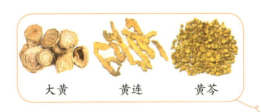

大黄　　　黄连　　　黄芩

功效解析：清热泻火，止血。主治热盛吐血、衄血。症见血色鲜红，来势较急，伴心烦不安，面赤口渴，烦躁便秘，舌红苔黄，脉数有力。

《金匮要略》中的常用药物：黄连

性味与归经 苦，寒。归心、脾、胃、肝、胆、大肠经。

功能与主治 清热燥湿，泻火解毒。用于湿热痞满，呕吐吞酸，泻痢，黄疸，高热神昏，心火亢盛，心烦不寐，心悸不宁，血热吐衄，目赤，牙痛，消渴，痈肿疔疮；外治湿疹，湿疮，耳道流脓。酒黄连善清上焦火热。用于目赤，口疮。姜黄连清胃和胃止呕。用于寒热互结，湿热中阻，痞满呕吐。萸黄连舒肝和胃止呕。用于肝胃不和，呕吐吞酸。

用法与用量 内服：3～10 克，煎服；入丸、散 1～1.5 克。外用：适量。炒用制其寒性，姜汁炒清胃止呕，酒炒清上焦火，吴茱萸炒清肝胆火。

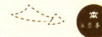

注意事项

脾胃虚寒者忌用，阴虚津伤者慎用。

读书笔记

瘀 血

病人胸满，唇痿，舌青，口燥，但欲漱水，不欲咽，无寒热，脉微大来迟，腹不满，其人言我满，为有瘀血。

病人如热状，烦满，口干燥而渴，其脉反无热，此为阴伏，是瘀血也，当下之。

言我满：自觉腹满。

阴伏：邪伏阴分。

【白话译文】

患者出现胸部胀满，口唇干枯而不润泽，舌质青紫，口中干燥，只想漱水而不想吞咽，没有恶寒发热，脉象浮大而迟，从身体外形来看，腹部并不胀满，但患者自觉腹部胀满的，这是体内有瘀血的缘故。

患者自觉有热，心烦胸满，口咽干燥而渴，脉象并没有热象，这是邪热伏于血分，属于瘀血停滞，用攻下法祛逐瘀血。

读书笔记

呕吐哕下利病脉证治第十七

呕 吐

先呕却渴者，此为欲解；先渴却呕者，为水停心下，此属饮家。呕家本渴，今反不渴者，以心下有支饮故也，此属支饮。

【白话译文】

患者先呕吐，随后出现口渴的症状，是邪气已去而正气恢复，病情即将痊愈的征兆；患者先口渴，饮水之后才呕吐的，表示水饮停聚于心下胃脘，属于饮病。经常呕吐的患者，理应呕吐后出现口渴，现在反而不渴的，是因为胃中有水饮停留，而支撑胀满所致，属于支饮病。

夫呕家有痈脓，不可治呕，脓尽自愈。

病人欲吐者，不可下之。

食已即吐者，大黄甘草汤主之（外台方，又治吐水）。

读书笔记

【白话译文】

经常呕吐且呕吐物中有脓液的患者，不能只治疗呕吐，等到脓排尽后则呕吐病自能痊愈。

患者想要呕吐的，不能妄用泻下法治疗。

患者平素肠中有实热积滞，胃失和降，胃气不得通降而上逆，进食后立刻又吐出的，用大黄甘草汤主治。

大黄甘草汤方

大黄12克，甘草3克。

用法：上二味，用水600毫升，煮取200毫升，分二次温服。

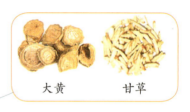

大黄　　甘草

功效解析：通便止呕。主治胃肠积热呕吐。症见不食不吐，食后立即呕吐，口渴口臭，大便秘结，舌红，苔黄，脉数有力。

利：下利，大小便失调。

✎ 读书笔记

干呕而利者，黄芩加半夏生姜汤主之。

呕而胸满者，茱萸汤主之。

干呕吐涎沫，头痛者，茱萸汤主之。

【白话译文】

患者因胃肠湿热，胃气上逆而干呕；同时又因邪热下注而腹泻的，用黄芩加半夏生姜汤主治。

患者因胃虚寒凝呕吐而胸部胀满的，用茱萸汤主治。

患者因肝胃虚寒，浊阴上逆而呕吐时，只有声音而没有吐出食物，口吐清涎，兼有头痛的，用茱萸汤主治。

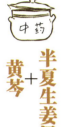

黄芩＋半夏生姜汤方

黄芩9克，芍药、甘草（炙）、半夏（洗）各6克，大枣12枚（擘），生姜4.5克（切，一方9克）。

用法：上六味，以水1升，煮取300毫升。去渣，每次温服100毫升。

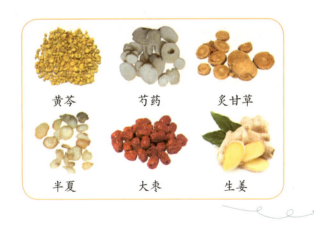

黄芩　　　芍药　　　炙甘草

半夏　　　大枣　　　生姜

功效解析：清热止利，和胃止呕。主治肠胃湿热干呕。症见利下热臭垢秽，里急后重，肠鸣腹痛，恶心呕吐，舌红，苔微黄腻，脉濡数。

茱萸汤方

吴茱萸6克（汤洗七遍），人参4克，生姜8克，大枣12枚（擘）。

用法：上四味，以水1升，煮取400毫升，去渣，温服100毫升，日服三次。

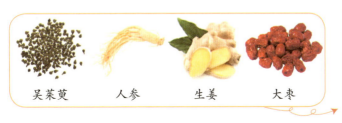

吴茱萸　　人参　　生姜　　大枣

功效解析：温中补虚，降逆止呕。主治胃中虚寒，食谷欲呕；或呕而胸满，少阴吐利。症见呕而胸满，或干呕、吐涎沫、头痛，尤以巅顶冷痛为主，舌淡、苔白腻或白润，脉弦滑无力或沉缓。

干呕，吐逆，吐涎沫，半夏干姜散主之。

病人胸中似喘不喘，似呕不呕，似哕不哕，彻心中愦愦（kuì）然无奈者，生姜半夏汤主之。

愦愦：心胸烦闷。

呕吐而病在膈上，后思水者，解，急与之。思水者，猪苓散主之。

胃反，吐而渴，欲饮水者，茯苓泽泻汤主之。

呕而肠鸣，心下痞者，半夏泻心汤主之。

【白话译文】

患者干呕，胃气上逆，吐涎沫的，用半夏干姜散主治。

患者胸中好像要气喘，而实则不喘；好像想呕吐，而实则不呕；好像呃逆，而实则没有呃逆。自觉心胸烦闷无可奈何的，当用生姜半夏汤主治。

患者呕吐是因水饮内停于胸膈以上，呕吐以后想喝水的，表示病情即将痊愈，应当立即给水喝。患者呕吐前想饮水的，用猪苓散主治。

患者平素脾胃虚弱，水饮内停于胃，因而患胃反病，呕吐和口渴交替出现，吐后则口渴想要喝水的，用茯苓泽泻汤主治。

患者因中焦虚寒，并且胃肠又有湿热壅滞而出现呕吐、肠鸣、又有心下痞满不通的，用半夏泻心汤主治。

读书笔记

半夏干姜散方

半夏、干姜各等分

用法：上二味，研为粗末。每次3克，用水300毫升，煎取210毫升，顿服之。

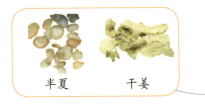

半夏　　干姜

《金匮要略》中的常用药物：干姜

性味与归经	辛，热。归脾、胃、肾、心、肺经。
功能与主治	温中散寒，回阳通脉，温肺化饮。用于脘腹冷痛，呕吐泄泻，肢冷脉微，痰饮喘咳。
用法与用量	3～10克，煎服。

注意事项

热证、阴虚阳亢、阴虚咳嗽吐血、表虚有热汗出、自汗盗汗、热呕腹痛者忌用。孕妇慎用。

猪苓散方

猪苓、茯苓、白术各等分。

用法：上三味，杵为散。每次6克，温开水调服，每日三次。

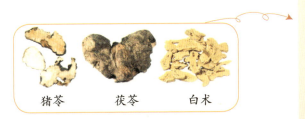

猪苓　　茯苓　　白术

功效解析：温胃化饮，降逆止呕。主治反复呕吐而渴欲饮水者。症见呕吐与口渴反复交替出现，呕吐物为清稀水饮，或与食物混杂，不酸不苦不臭，或伴水肿，大便溏薄或不畅，精神不振，兼有头眩、心悸等，舌淡、苔白滑或白润，脉弦滑或沉紧或缓滑。

茯苓泽泻汤方

茯苓25克，泽泻、生姜12克，桂枝6克，白术9克。

用法：上五味，以水1升，煮取300毫升，纳泽泻，再煮取300毫升，温服100毫升，一日三次。

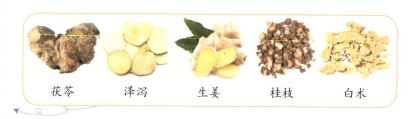

| 茯苓 | 泽泻 | 生姜 | 桂枝 | 白术 |

半夏泻心汤方

半夏12克（洗），黄芩、干姜、人参、甘草（炙）各9克，黄连3克，大枣12枚（擘）。

用法：上七味，以水1升，煮取600毫升，去渣，再煎取300毫升，分两次温服。

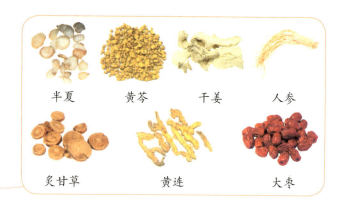

| 半夏 | 黄芩 | 干姜 | 人参 |
| 炙甘草 | 黄连 | 大枣 |

功效解析：和胃降逆，散结消痞。主治心下痞满不痛，或干呕，或呕吐，肠鸣下利，舌苔薄黄而腻，脉弦数者。

《金匮要略》中的常用药物：半夏

性味与归经 辛，温。有毒。归脾、胃、肺经。

功能与主治 燥湿化痰，降逆止呕，消痞散结。用于湿痰寒痰，咳喘痰多，痰饮眩悸，风痰眩晕，痰厥头痛，呕吐反胃，胸脘痞闷，梅核气；生用外治痈肿痰核。姜半夏多用于降逆止呕。

用法与用量 3～9克，煎服。一般宜制过用。炮制品中有姜半夏、法半夏等，其中姜半夏长于降逆止呕，法半夏长于燥湿且温性较弱，半夏曲则有化痰消食之功，竹沥半夏能清化热痰，主治热痰、风痰之证。外用：适量，磨汁涂或研末以酒调敷患处。

不宜与川乌、制川乌、草乌、制草乌、附子同用，生品内服宜慎。

诸呕吐，谷不得下者，小半夏汤主之（**方见痰饮中**）。

呕而脉弱，小便复利，身有微热，见厥者难治，四逆汤主之。

复刊：自刊清长。

呕而发热者，小柴胡汤主之。

【白话译文】

各类呕吐而饮食不能下的，用小半夏汤主治。

患者平素虚寒，因而出现呕吐，脉微弱无力，表示胃气大虚；小便通利，表示阳气衰微，不能固摄；身体微微发热，四肢逆冷的，表示阳气衰微而欲脱，阴盛格阳的症候，比较难治，用回阳救逆的四逆汤主治。

患者患少阳病，邪热逼迫胃气上逆，因而出现呕吐，并且兼有往来寒热的，用小柴胡汤主治。

四逆汤方

甘草6克（炙），干姜4.5克，附子10克（生用）。

用法：上三味，以水600毫升，煮取240毫升，去渣，分两次温服。强人可将附子与干姜加倍。

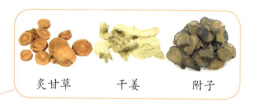

炙甘草　　　干姜　　　附子

功效解析：温中祛寒，回阳救逆。主治阳虚呕吐。症见阳虚欲脱，冷汗自出，四肢厥逆，下利清谷，脉微欲绝。

小柴胡汤方

柴胡12克，黄芩、半夏（洗）、生姜（切）各9克，人参6克，甘草（炙）5克，大枣（擘）4枚。

用法：上七味，以水1.2升，煮取600毫升，去渣，再煎取300毫升，日三次温服。

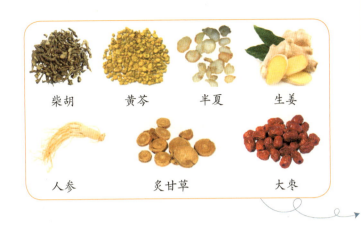

柴胡　　黄芩　　半夏　　生姜

人参　　　炙甘草　　　大枣

功效解析：和解少阳。主治呕吐发热。症见心烦喜呕，口苦，咽干，舌苔薄白，脉弦。

吐后，渴欲得水而贪饮者，文蛤汤主之；兼主微风脉紧、头痛。

趺阳脉浮而涩，浮则为虚，涩则伤脾，脾伤则不磨，朝食暮吐，暮食朝吐，宿谷不化，名曰胃反。脉紧而涩，其病难治。

不磨：不能运化谷食。

文蛤汤方

文蛤、石膏各40克，麻黄、甘草、生姜各24克，杏仁10克，大枣6枚。

用法：上七味，以水1.2升，煎取400毫升，温服200毫升，汗出即愈。

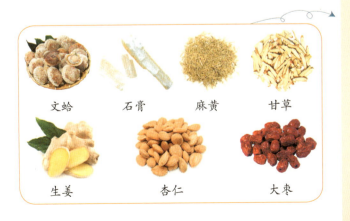

文蛤　　石膏　　麻黄　　甘草

生姜　　杏仁　　大枣

功效解析：清里疏表。治吐后渴欲得水而贪饮者；兼主微风，脉紧头痛。

【白话译文】

患者呕吐之后，口渴想喝水而贪饮的，用文蛤汤主治；本方兼治因微受风邪出现的脉紧、头痛。

患者趺阳部位出现浮涩的脉象，浮为胃阳虚弱，涩为脾阴受损，脾伤则不能运化水谷，因此早晨进食，晚上就会吐出，晚上进食，早晨就会吐出，胃中的食物不能消化，称为胃反病。如果出现紧涩的脉象，表示病情难治。

❥ 问曰：病人脉数，数为热，当消谷引食，而反吐者，何也？

师曰：以发其汗，令阳微，膈气虚，脉乃数。数为客热，不能消谷，胃中虚冷故也。

脉弦者，虚也，胃气无余，朝食暮吐，变为胃反。寒在于上，医反下之，今脉反弦，故名曰虚。

【白话译文】

问：患者出现数脉，数脉为有热，理应消谷善饥而能食，却反而出现呕吐的，这是什么原因呢？

老师答道：这是因为误用发汗法，损伤阳气，导致正气虚弱，因此出现数脉，此时的数脉属于假热的证候，因此不能消化水谷，这是胃阳不足、胃中虚冷的缘故。

脉弦表示里虚，胃中阳气亏虚不足，不能消化水谷，因此早晨吃的食物，晚上会吐出，就会形成胃反病。这是由于寒邪在上焦，医生却反而误用泻下法，必然导致出现弦脉，称为虚证。

寸口脉微而数，微则无气，无气则荣虚，荣虚则血不足，血不足则胸中冷。

　　胃反呕吐者，大半夏汤主之。

【白话译文】

如果寸口部出现微数的脉象，脉微为气虚，气虚则导致营气虚，营气虚则血不足，血不足则胸中寒冷。

患者平素脾胃虚寒，运化失司，由于胃气不降而患胃反病，因而出现呕吐的，用大半夏汤主治。

大半夏汤方

半夏 9 克（洗，完用），人参 6 克，白蜜 20 毫升。

用法：上三味，以水 1.2 升，和蜜扬之 240 遍，煮药取 500 毫升，温服 200 毫升，余分再服。

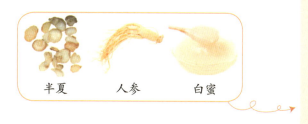

半夏　　　人参　　　白蜜

功效解析：和胃降逆，补虚润燥。主治虚寒胃反。症见朝食暮吐，暮食朝吐，宿谷不化，伴心下痞满，或冷痛，神疲乏力，大便燥结如羊屎状，舌淡、苔薄白，脉虚缓。

哕 证

前后：大小便。

哕而腹满，视其前后，知何部不利，利之即愈。

干呕，哕，若手足厥者，橘皮汤主之。

哕逆者，橘皮竹茹汤主之。

橘皮竹茹汤方

橘皮、竹茹各12克，大枣5枚，生姜9克，甘草6克，人参3克。

用法：上药六味，以水一升，煮取300毫升，温服100毫升，日三次服。

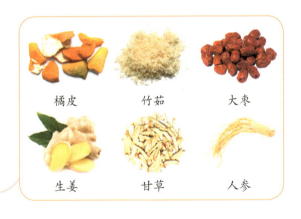

| 橘皮 | 竹茹 | 大枣 |
| 生姜 | 甘草 | 人参 |

功效解析：理气降逆，益胃清热。主治气虚挟热呃逆。症见呃声低微而不连续，伴虚烦不安，少气口干，不欲多饮，手足心热，舌薄黄或舌少，脉虚数等。

【白话译文】

患者出现呃逆，腹部胀满的，应当先观察患者的大小便，究竟是大便困难还是小便不通利。如果小便不利的，就应当通利小便，使呃逆痊愈；如果大便不通的，就应当通畅大便，使呃逆痊愈。

患者平素因寒邪客于脾胃，胃气上逆，因而出现干呕，呃逆；由于阳气被遏，不能布达于四肢，手足逆冷的，用橘皮汤主治。

患者平素因脾胃虚弱兼又夹杂邪热，导致胃失和降，胃气上逆，因而出现呃逆，用橘皮竹茹汤主治。

下 利

下利，脉沉弦者，下重；脉大者，为未止；脉微弱数者，为欲自止，虽发热不死。

下利，寸脉反浮数，尺中自涩者，必清脓血。

夫六府气绝于外者，手足寒，上气脚缩；五藏气绝于内者，利不禁，下甚者，手足不仁。

下利后脉绝，手足厥冷，晬（zuì）时脉还，手足温者生，脉不还者死。

【白话译文】

患下利病，脉象沉弦，有里急后重的症状；出现大脉的，表示腹泻尚未停止；脉象微弱而数的，是腹泻将要自行停止的表现，虽然发热，但不会死亡。

患下利病，寸部反而出现浮数的脉象，同时尺部脉涩的，大便必带脓血。

气绝：脏腑之精气虚衰。

脚缩：小腿肌肉不时挛急、收引。

六腑的精气衰竭不能外达，就会出现四肢冰冷、逆气上冲、双脚挛缩的症状；五脏的精气衰竭不能内守，就会出现腹泻不止的症状，严重的甚至手足麻木。

患下利病后，脉搏消失断绝，手脚冰凉，经过一昼夜以后，如果脉象还能复出，手脚转为温暖的，则可以治疗；如果脉象不能复还的，属于不治之证。

❧ **下利，有微热而渴，脉弱者，今自愈。**

下利气者，当利其小便。

下利清谷，不可攻其表，汗出必胀满。

攻其表：发汗解表。

下利，脉沉而迟，其人面少赤，身有微热，下利清谷者，必郁冒，汗出而解，病人必微厥。所以然者，其面戴阳，下虚故也。

【白话译文】

患下利病，如果全身轻度发热而口渴、脉弱的，病情将会自行痊愈。

患下利病，而又频频放屁的，用利小便法主治。

患者腹泻，大便完谷不化，不可用发汗法治疗，否则，出汗后必然导致腹部胀满。

患下利病，出现沉迟的脉象，面色微红，轻度发热，泻下不能消化的食物，必然发生眩晕，如果汗出则病情将

读书笔记

会痊愈。如果病情不愈的，一定会出现四肢轻度发凉，这是因为阴寒充盛于下，导致浮阳上越的缘故。

🌀 **下利，手足厥冷，无脉者，灸之不温。若脉不还，反微喘者死。少阴负趺阳者，为顺也。**

　　下利，脉数，有微热汗出，今自愈；设脉紧，为未解。

　　下利，脉数而渴者，今自愈。设不差，必清脓血，以有热故也。

　　下利，脉反弦，发热，身汗者，自愈。

　　热利下重者，白头翁汤主之。

【白话译文】

　　患下利病，如果手足逆冷，无脉的，用灸法治疗后，如果手脚不能变温，脉象不能恢复，反而出现微喘的，属于死证。如果少阴脉比趺阳脉弱小的，属于顺证。

　　患下利病，出现数脉，如果身体微微发热而出汗的，病情将会自行痊愈；如果出现紧脉，表示病情尚未缓解。

　　患下利病，出现数脉，而又口渴的，病情将会自行痊愈；如果病情不愈的，必然下利脓血，这是因为有邪热壅积的缘故。

　　患下利病，出现弦脉，兼有发热，身上出汗的，表示病情将会自行痊愈。

患湿热腹泻，由于湿热阻滞气机，肠腑传导失司，通降不利，因而肛门重坠的，用白头翁汤主治。

白头翁15克，黄连6克，黄柏、秦皮各12克。
用法：上四味，水煎服。

白头翁汤方

功效解析：清热解毒，凉血止痢。主治热毒痢疾。症见腹痛，里急后重，肛门灼热，下痢脓血，赤多白少，渴欲饮水，舌红苔黄，脉弦数。

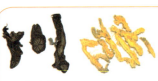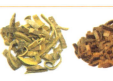

白头翁　　黄连　　黄柏　　秦皮

下利，三部脉皆平，按之心下坚者，急下之，宜大承气汤。

下利，脉迟而滑者，实也。利未欲止，急下之，宜大承气汤。

下利，脉反滑者，当有所去，下乃愈，宜大承气汤。

下利已差，至其年月日时复发者，以病不尽故也，当下之，宜大承气汤（见痉病中）。

下利，便脓血者，桃花汤主之。

【白话译文】

患下利病，寸关尺三部的脉象都平和，表示并不是虚

读书笔记

寒证；用手按压心窝部感觉坚硬的，表示有实热积滞于肠胃，应立即用泻下药物攻下，宜用大承气汤主治。

患下利病，出现迟滑的脉象，属于实证，如果下利不能停止的，表示有宿食实热停滞不去，立即用泻下药物攻下，宜用大承气汤主治。

患下利病，反而出现滑脉，表示宿食积滞于内所致，用泻下法，则病可痊愈，宜用大承气汤主治。

患下利病而已经痊愈，但每年到了当年初次发病的时间又复发的，是病邪并未完全根除的缘故，用泻下药攻下，宜用大承气汤主治。

患虚寒下利病，大便带脓血的，为脾阳不足、气不固摄所致，用桃花汤主治。

桃花汤方

赤石脂30克（一半全用，一半筛末），干姜9克，粳米30克。

用法：上三味，以水700毫升，煮米令熟，去渣，温服150毫升，纳赤石脂末5克，日三服。若一服愈，余勿服。

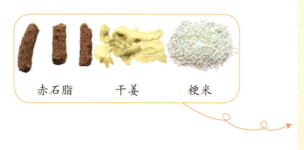

赤石脂　　干姜　　粳米

功效解析：涩肠固脱，温中散寒。主治久痢不愈，便脓血。症见色黯不鲜，腹痛喜温喜按，舌质淡、苔白，脉迟弱，或微细。

❧ 下利清谷，里寒外热，汗出而厥者，通脉
四逆汤主之。

下利，腹胀满，身体疼痛者，先温其里，
乃攻其表。温里宜四逆汤（见上），攻表宜桂
枝汤。

【白话译文】

患者出现水样腹泻，夹杂有不能消化的食物，是因脾
肾阳虚，阴寒内盛，不能腐熟所致，故体内有寒，体外
有热，如果出汗后而四肢冰凉的，属于阴盛格阳的证候，
用通脉四逆汤主治。

患下利病，脾胃虚寒导致腹部胀满、身体疼痛的，
属于表里同病，应当先用温药治其里，之后再治其表。温
里用四逆汤，治表用桂枝汤。

桂枝汤方

桂枝（去皮）、芍药、生姜（切）各9克，
甘草6克（炙），大枣12枚（擘）。

用法：上五味，三味切碎。以水700毫升，
微火煮取300毫升，去渣。适寒温，服100毫升。
服已须臾，啜热稀粥适量，以助药力。温覆一时
许，遍身微汗者为佳。若一服汗出病愈，停后服，
不必尽剂，若不汗，更服，依前法，又不汗，后
服小促其间，半日许，令三服尽。服一剂尽，病
证犹在者，更作服，若汗不出者，乃服至二三剂。

读书笔记

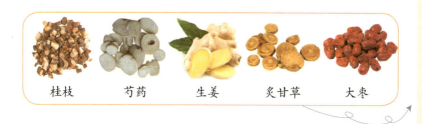

| 桂枝 | 芍药 | 生姜 | 炙甘草 | 大枣 |

功效解析：解肌发汗，调和营卫。主治下利表证。症见下利，腹胀满，身痛，鼻鸣干呕，苔白不渴，脉浮缓或浮弱。

下利谵语者，有燥屎也，小承气汤主之。

下利后更烦，按之心下濡者，为虚烦也，栀子豉汤主之。

下利肺痛，紫参汤主之。

气利，诃（hē）黎勒散主之。

气利：下利滑脱，大便随矢气排出。

【白话译文】

患下利病，出现胡言乱语，表示有实热积滞，肠内有燥屎内结未除，用小承气汤主治。

患下利后，由于热邪内扰，虚烦不安，用手按压心窝部时感觉柔软，表示并无有形的实邪停滞，属于虚烦，用栀子豉汤主治。

患者腹泻而感到肺部疼痛的，由于肺与大肠为表里脏腑，属于大肠湿热传变至肺所致，用紫参汤主治。

患者腹泻下利，频频放屁，且大便随排气而出的，是脾胃虚寒、气机下陷、不能固摄所致，用诃黎勒散主治。

读书笔记

栀子豉汤

栀子9克（劈），香豉4克（绵裹）。

用法：以水400毫升，先煮栀子，得250毫升，纳豉，煮取150毫升，去渣，分为二服，温进一服，得吐，止后服。

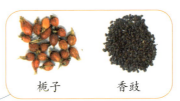

栀子　　　香豉

功效解析：清热除烦。主治汗后虚烦。症见身热懊憹，虚烦不得眠，胸脘痞闷，按之软而不痛，嘈杂似饥，但不欲食，舌质红、苔微黄，脉数。

紫参汤方

紫参25克，甘草9克。

用法：上两味，以水500毫升，先煮紫参，取200毫升，再下甘草，煮取150毫升，分三次温服。

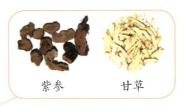

紫参　　　甘草

功效解析：清热祛湿，安中止泻。主治下利，里急后重，或胸痛，或腹痛。

功效解析：涩肠止泻。主治虚寒性肠滑气利。症见利下无度，滑脱不禁，伴四肢困乏或不温，倦怠，精神萎靡，胃脘痞满或冷痛，恶心呕吐，舌淡、苔薄白，脉沉细弱或沉缓弱。

诃黎勒散方

诃黎勒10枚（煨）。

用法：上一味，为散。粥饮和，顿服。

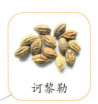

诃黎勒

疮痈肠痈浸淫病脉证并治 第十八

疮 痈

> 诸浮数脉，应当发热，而反洒淅恶寒，若有痛处，当发其痛。

其：语助词，无意义。

师曰：诸痈肿，欲知有脓无脓，以手掩肿上，热者为有脓，不热者为无脓。

【白话译文】

各类属于浮数的脉象，理应兼有发热的症状，但是患者却反而怕冷，像被冷水浇在身上一般，此时身上若有疼痛的部位，此处就会发生痈肿。

老师说：要分辨各种痈肿是否有脓的方法，是将手按在患处上，有热感的，表示有脓；没有热感的，表示无脓。

读书笔记

肠 痈

◐ 肠痈者，少腹肿痞，按之即痛，如淋，小便自调，时时发热，自汗出，复恶寒。其脉迟紧者，脓未成，可下之，当有血。脉洪数者，脓已成，不可下也。大黄牡丹汤主之。

【白话译文】

患肠痈病，少腹部肿胀痞硬，按压时疼痛牵引到阴部，像淋病一般，小便正常，时常发热，自汗出，出汗后又复畏寒怕冷。如果出现迟而紧的脉象，表示痈脓尚未形成，宜用泻下法主治。服药后，大便出现黑色，表示瘀血由大便排出；如果脉象洪数的，则表示痈脓已经形成，就不能用泻下法，宜用大黄牡丹汤主治。

大黄、瓜子各12克，牡丹3克，桃仁、芒硝各9克。

用法：上五味，用水600毫升，煮取200毫升，去渣；纳芒硝，再煎沸，顿服之，有脓当下，如无脓当下血。

大黄牡丹汤方

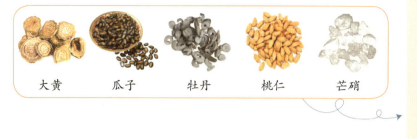

大黄　　瓜子　　牡丹　　桃仁　　芒硝

功效解析：泻热破瘀，散结消痈。主治肠痈初起，右少腹疼痛拒按，甚则局部有痞块，发热恶寒，自汗出，或右足屈而不伸，苔黄腻，脉滑数者。

《金匮要略》中的常用药物：芒硝

性味与归经 咸、苦，寒。归胃、大肠经。

功能与主治 泻热通便，润燥软坚，清热消肿。本品味咸苦而性寒，咸以软坚，苦以降泄，寒能清热，故能泻热通便、润燥软坚，为治实热积滞、大便燥结之要药。

用法与用量 10～15克，冲入药汁或开水溶化后服。外用：适量。

脾胃虚寒及血虚、阴虚内热者忌用。孕妇忌用，哺乳期妇女慎用。不宜与硫黄、三棱同用。

肠痈之为病，其身甲错，腹皮急，按之濡，如肿状，腹无积聚，身无热，脉数，此为腹内有痈脓，薏苡附子败酱散主之。

身无热：阳气不足，正不盛邪之证。

【白话译文】

患肠痈病，全身肌肤粗糙得像鳞甲一般，腹壁拘急，按压时则柔软，好像肿胀一般，但并无积聚肿块，同时身体不发热却兼有数脉的，这是因为肠内有痈脓的缘故，用薏苡附子败酱散主治。

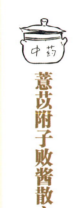

薏苡附子败酱散方

功效解析：利湿排脓，破血消肿。主治肠痈内已成脓。症见肌肤粗糙如鳞甲，腹皮紧张，但按之濡软不硬，发热不明显，脉数无力。

薏苡仁 30 克，附子 6 克，败酱 15 克。

用法：上药三味，杵为粗末。用水 400 毫升，煎至 200 毫升，顿服。

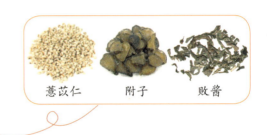

薏苡仁　　　附子　　　败酱

金 疮

❥ 问曰：寸口脉浮微而涩，法当亡血，若汗出，设不汗者云何？

答曰：若身有疮，被刀斧所伤，亡血故也。

【白话译文】

问：如果寸口部出现浮微而涩的脉象，理应当出现吐血、便血等失血，以及汗出的症状，如果没有出汗，这是什么原因呢？

读书笔记

答：这是因为身上有金疮，是被刀斧砍伤而失血的缘故。

病金疮，王不留行散主之。

【白话译文】

治疗被刀斧等所伤而导致的金疮病，用王不留行散主治。

浸淫疮

浸淫疮，从口流向四肢者，可治；从四肢流来入口者，不可治。

浸淫疮，黄连粉主之（方未见）。

【白话译文】

浸淫疮这种病，从口部向四肢蔓延的可治，从四肢向口部蔓延的不易治。

患浸淫疮病，用黄连粉主治。

读书笔记

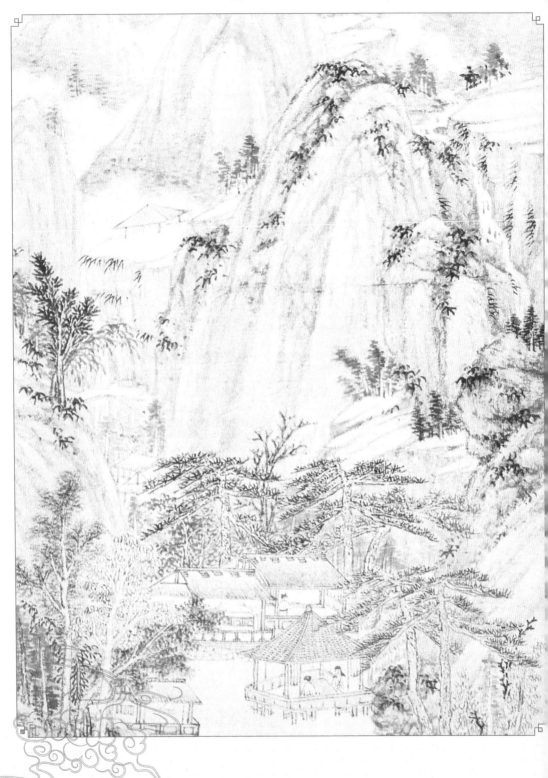

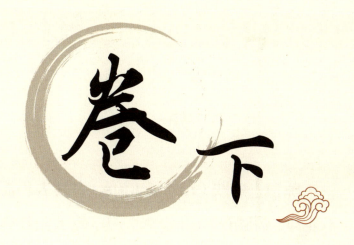

卷下

名家带你读

　　本卷论述了跌蹶、手指臂肿、转筋、阴狐疝、蛔虫及妇人妊娠病、产后病和杂病的证治。

趺 蹶

🌀 **师曰：病趺（fū）蹶（jué），其人但能前，不能却，刺腨（shuàn）入二寸，此太阳经伤也。**

【白话译文】

老师说：患趺蹶病，患者只能向前行走，不能往后退，这是因为太阳经遭受损伤的缘故，可取小腿肚的穴位用针灸来治疗，针刺二寸深。

手指臂肿

🌀 **病人常以手指臂肿动，此人身体𥆧𥆧者，藜芦甘草汤主之（未见）。**

趺蹶：足背强直，后跟不能落地，只能向前走，而不能后退，这是因为寒湿滞于下，伤及足太阳经脉的缘故。

腨：小腿肚，是太阳经络所过之处。

常以：时常。

【白话译文】

患者经常出现手指与臂部肿胀抽动，并且身体筋肉跳动的，用黎芦甘草汤主治。

转 筋

🌿 **转筋之为病，其人臂脚直，脉上下行，微弦。转筋入腹者，鸡屎白散主之。**

转筋入腹：筋痛自两腿牵引少腹。

【白话译文】

转筋这种病，患者的四肢强直，脉象直上直下、微弦，如果转筋严重牵引到腹部的，用鸡屎白散主治。

阴狐疝

🌿 **阴狐疝气者，偏有小大，时时上下，蜘蛛散主之。**

狐疝：疝气的变化多而不可测，像传说中"狐"一样，故名。

【白话译文】

患阴狐疝气病，常感有东西下坠至阴囊，左右移动，两侧阴囊一侧大，一侧小；上下移动，有时在上面，有时在下面，用蜘蛛散主治。

蛔虫病

🌀 **问曰：病腹痛有虫，其脉何以别之？**

师曰：腹中痛，其脉当沉，若弦，反洪大，故有蛔虫。

【白话译文】

问：患腹痛病，如何根据脉象来分辨是一般的腹痛，还是由寄生虫所引起的腹痛呢？

老师答道：一般性腹痛应当出现沉弦的脉象，如果反而出现洪大的脉象，就表示是由蛔虫所引起。

🌀 **蛔虫之为病，令人吐涎，心痛，发作有时，毒药不止，甘草粉蜜汤主之。**

蛔厥者，当吐蛔。今病者静而复时烦，此为藏寒，蛔上入膈，故烦。须臾复止，得食而呕，又烦者，蛔闻食臭出，其人常自吐蛔。蛔厥者，乌梅丸主之。

毒药不止：用过多神驱虫毒药，不能制止。

✏️ 读书笔记

【白话译文】

患蛔虫病，口吐清水，心窝部疼痛，发作有一定的时间，用杀虫药治疗而无效的，用甘草粉蜜汤主治。

患蛔厥病的人，本应吐出蛔虫，如今患者安静而又时常烦躁，表示内脏虚寒，蛔虫上入于胸膈，因而烦躁；等过一会儿则烦躁就会停止；待进食后又呕吐、烦躁的，这是因为蛔虫闻到饮食的气味后上窜，所以患者呕吐时，就可能自行吐出蛔虫。患蛔厥病，用乌梅丸主治。

中药

乌梅丸方

乌梅30克，干姜、黄连各9克，当归、蜀椒（出汗）各5克，附子（去皮，炮）、细辛、桂枝（去皮）、人参、黄柏各6克。

用法：上十味，乌梅用醋浸一宿，去核打烂，和余药打匀，烘干，研细末，加蜜制丸。每服9克，日2～3次，空服温开水送下。

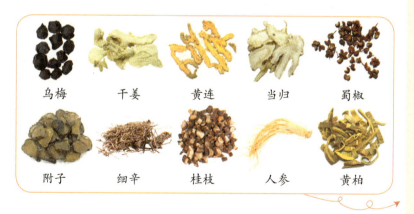

| 乌梅 | 干姜 | 黄连 | 当归 | 蜀椒 |
| 附子 | 细辛 | 桂枝 | 人参 | 黄柏 |

功效解析：温脏补虚，泻热安蛔。主治蛔厥证。症见脘腹阵痛，烦闷呕吐，时发时止，得食则吐，甚至吐蛔，手足厥冷，或久痢不止，反胃呕吐，脉沉细或弦紧。

妇人妊娠病脉证并治 第二十

平脉：平和无病之脉。

阴脉：尺脉。

🌀 **师曰：妇人得平脉，阴脉小弱，其人渴，不能食，无寒热，名妊娠，桂枝汤主之（方见下利中）。于法六十日当有此证，设有医治逆者，却一月，加吐下者，则绝之。**

【白话译文】

老师说：妇人出现平和的脉象，只有尺部的脉象稍弱，口渴，不想进食，没有恶寒发热，这是妊娠的反应，用桂枝汤主治。通常在妊娠六十日内会出现这些症状，假设治疗不当，使患者在停经一个月的时候有吐泻的现象，则应停药。

🌀 **妇人宿有癥病，经断未及三月，而得漏下不止，胎动在脐上者，为癥痼害。妊娠六月动者，前三月经水利时，胎。下血者，后断三月衃（pēi）也。所以血不止者，其癥不去故也。当下其癥，桂枝茯苓丸主之。**

衃：一般指色紫而暗的瘀血。

【白话译文】

妇人平素患有积病，停经不足三个月，出现子宫出血断续不止，自觉在脐上有胎动的，这是由于积病造成的。如果在停经前三个月的月经正常，停经六个月后才感觉胎动的，才是正常胎动。假如停经前三个月，月经一直紊乱，在停经后三个月，又出现漏下晦暗的瘀血，这是积病而不是胎动。之所以会出血不止，是因为积病未除的缘故，用泻下法攻其积，以桂枝茯苓丸主治。

中药

桂枝茯苓丸方

桂枝、茯苓、牡丹（去心）、桃仁（去皮、尖，熬）、芍药各等分。

用法：上五味，研末，炼蜜为丸，如兔屎大。每于空腹时服1丸，不知，加至3丸。

| 桂枝 | 茯苓 | 牡丹 | 桃仁 | 芍药 |

功效解析：活血化瘀，缓消癥块。主治妇人素有癥病史，常见小腹疼痛，或有包块；经行异常，闭经数月又漏下不止；停经不到三个月，便觉脐上有跳动感，但胞宫未按月增大；舌质紫暗或边尖有瘀点，脉涩。

🌀 **妇人怀娠六七月，脉弦发热，其胎愈胀，腹痛恶寒者，少腹如扇。所以然者，子藏开故也，当以附子汤温其藏（方未见）。**

少腹如扇：少腹有冷如风吹的感觉。

子藏：子宫。

疗痛：指腹中
急痛，又指绵
绵作痛。

妇人怀妊，腹中疗（jiǎo）痛，当归芍药散主之。

【白话译文】

妇人怀孕至六七个月时，出现脉弦、发热，自觉腹胀加重，腹部疼痛，怕冷，少腹部好像被扇子扇风一般寒冷，这是子宫大开的缘故，可用附子汤温暖子宫。

妇人怀孕后，出现腹中绵绵而痛（或急痛）的，用当归芍药散主治。

当归芍药散方

当归、川芎各9克，芍药18克，茯苓、白术、泽泻各12克。

用法：上六味，杵为散。每服6克，温酒送下，一日三次。

功效解析：养血调肝，渗湿健脾。主治妇人妊娠腹痛。症见腹中拘急作痛，伴头晕，面唇少华，或伴心悸怔忡，月经量少，色淡，甚至闭经，纳少体倦，面浮或下肢微肿，小便不利，舌淡，苔白腻或薄腻，脉弦细。

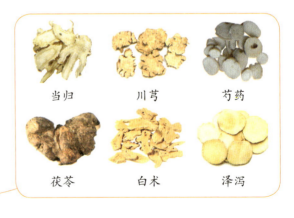

| 当归 | 川芎 | 芍药 |
| 茯苓 | 白术 | 泽泻 |

师曰：妇人有漏下者，有半产后因续下血都不绝者，有妊娠下血者。假令妊娠腹中痛，为胞阻，胶艾汤主之。

【白话译文】

老师说：妇人子宫出血，通常会有三种情况：一是月经淋漓不断地下血，二是小产后出血不止，三是怀孕期间阴道出血。如果怀孕后又出现腹部疼痛的，属于胞阻病，用胶艾汤主治。

芎归胶艾汤方

川芎、阿胶、甘草各6克，艾叶、当归各9克，芍药12克，干地黄15克。

用法：上七味，以水1升、清酒600毫升合煮，取600毫升，去渣，入阿胶溶化，每服200毫升，日三服；不愈更作。

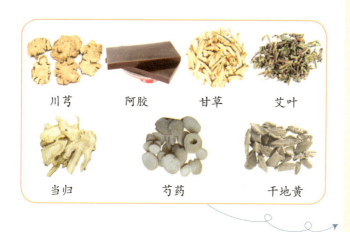

川芎	阿胶	甘草	艾叶
当归	芍药		干地黄

功效解析：养血止血，调经安胎。主治妊娠胞阻。症见妊娠下血，所下之血色多浅淡，或黯淡，质清稀，腹中疼痛，伴头晕、目眩，神疲体倦，舌淡，脉细。

● **妊娠呕吐不止，干姜人参半夏丸主之。**

【白话译文】

如果妇人怀孕呕吐不止的，用干姜人参半夏丸主治。

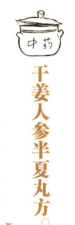

干姜、人参各 14 克，半夏 28 克。

用法：上药三味为末，以生姜汁煮糊为丸，如梧桐子大。饮服 10 丸，日三服。

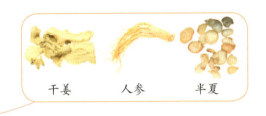

干姜　　　人参　　　半夏

功效解析：温中散寒，化饮降逆。主治妇人妊娠呕吐不止。症见呕吐物为清水或涎沫，口不渴，或渴，喜热。

读书笔记

● **妊娠小便难，饮食如故，归母苦参丸主之。**
　妊娠有水气，身重，小便不利，洒淅恶寒，起即头眩，葵子茯苓散主之。
　妇人妊娠，宜常服当归散主之。
　妊娠养胎，白术散主之。

【白话译文】

如果妇人怀孕后，小便不通利，饮食正常的，用当归贝母苦参丸主治。

妇人怀孕期间，脸部、遍身水肿，身体沉重，小便短少，怕冷，寒战，像被水泼洒一般，站立时感到头晕的，用葵子茯苓散主治。

妇人怀孕，应当经常服用当归散。

怀孕期间养胎，宜用白术散主治。

当归贝母苦参丸方

当归、贝母、苦参各60克。

用法：上三味研为细末，炼蜜为丸，如小豆大。每服3丸，米饮下。渐加至10丸。男子加滑石10克。

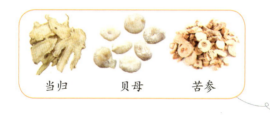

当归　　贝母　　苦参

功效解析：养血开郁，清热除湿。主治妊娠小便难。症见小便短黄涩痛，或尿频尿急，小腹胀痛，舌红，苔黄或薄黄，脉细数。

葵子茯苓散方

葵子500克，茯苓90克。

用法：上二味，杵为散。用米饮调服3克，一日三服。小便利则愈。

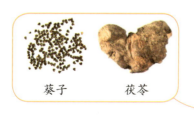

葵子　　茯苓

功效解析：通窍利水。主治妊娠水肿，身重，伴洒淅恶寒，起则头眩，小便不利，舌淡、苔白润，脉沉滑或弦滑有力。

功效解析：养血健脾，清热安胎，主治妊娠胎动不安。症见胎动下坠或妊娠下血，或腹痛，或曾经半产，伴头昏，神疲肢倦，口干口苦，纳少，面黄形瘦，大便或结或溏，舌头微红或苔薄黄，脉细滑。

中药 当归散方

当归、黄芩、芍药、川芎各210克，白术105克。

用法：上药杵为散。每服6克，温酒送下，每日二次。

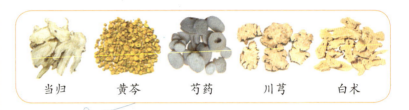

当归　　黄芩　　芍药　　川芎　　白术

✎ 读书笔记

《金匮要略》中的常用药物：黄芩

性味与归经　苦，寒。归肺、胃、胆、大肠、小肠经。

功能与主治　清热燥湿，泻火解毒，安胎，止血。用于湿温、暑湿，胸闷呕恶，湿热痞满，泻痢，黄疸，肺热咳嗽，高热烦渴，血热吐衄，痈肿疮毒，胎动不安。

用法与用量　内服：3～10克，煎服。清热多生用，安胎多炒用，止血多炒炭用，清上焦热多酒炒用。子芩偏泻大肠火，清下焦湿热；枯芩偏泻肺火，清上焦热。

注意事项

气血不足等虚证、寒证不宜使用。

妇人产后病脉征治
第二十一

产后三病

问曰：新产妇人有三病，一者病痉，二者病郁冒，三者大便难，何谓也？

师曰：新产血虚，多汗出，喜中风，故令病痉；亡血复汗，寒多，故令郁冒；亡津液，胃燥，故大便难。

郁冒：头昏眼花，郁闷不舒。

【白话译文】

问：刚生产后的妇女，通常会患三种病，一是痉病，二是郁冒病，三是大便困难，这是什么原因呢？

老师答道：由于刚生产后血液亏虚不足，出汗又多，容易感受风邪而形成痉病；生产时失血多，又因汗多损耗阳气，容易感受寒邪，所以形成郁冒；产后失血、汗多，严重耗损津液，导致胃中干燥，因此大便困难。

读书笔记

👃 **产妇郁冒，其脉微弱，不能食，大便反坚，但头汗出。所以然者，血虚而厥，厥而必冒，冒家欲解，必大汗出。以血虚下厥，孤阳上出，故头汗出。所以产妇喜汗出者，亡阴血虚，阳气独盛，故当汗出，阴阳乃复。大便坚，呕不能食，小柴胡汤主之（方见呕吐中）。**

病解能食，七八日更发热者，此为胃实，大承气汤主之。

厥：上逆。

孤阳上出：阳气独盛。

更：又。

【白话译文】

产妇患郁冒病，脉象微弱，呕吐，不能进食，大便反而坚硬，只有头部出汗，这些症状主要是产后血虚，血虚导致阳气逆上，阳气上逆则昏厥，如果能使全身汗出，则昏厥的症状就会缓解。由于血虚阴亏，阳气独盛，以致孤阳逆冲头部，挟着津液外泄，因此只有头部汗出。产妇之所以容易出汗，主要是由于阴亏血虚，阳气偏盛，治疗时必须使全身出汗，使过盛的阳气随汗而出，以调和阴阳。大便干结，呕吐，不能进食者，用小柴胡汤主治（方见呕吐中）。

如果病情缓解，已能进食，但过了七八天后又出现发热的，属于胃实证，用大承气汤主治。

🖊 读书笔记

产后腹痛

产后腹中痛，当归生姜羊肉汤主之（见寒疝中），并治腹中寒疝，虚劳不足。

产后腹痛，烦满不得卧，枳实芍药散主之。

【白话译文】

妇人产后，腹中绵绵作痛，用当归生姜羊肉汤主治（见寒疝中），此方还可以治疗腹中寒疝气痛，以及虚劳不足之证。

产后出现腹部疼痛，心烦，胸满，不能安卧的，用枳实芍药散主治。

枳实芍药散方

枳实（烧令黑，勿大过）、芍药各等分。

用法：上二味，杵为散。每服3克，一日三次，以麦粥下之。

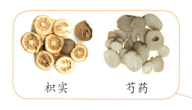

枳实　　芍药

功效解析：破气散结，和血止痛。主治产后腹痛。症见小腹胀痛，按之加剧，恶露色黯不畅，心烦腹满不得安卧，或见胁肋胀痛，烦躁易怒，舌质淡红、苔薄白，脉沉弦或弦涩。

师曰：产妇腹痛，法当以枳实芍药散。假令不愈者，此为腹中有干血着脐下，宜下瘀血汤主之，亦主经水不利。

【白话译文】

老师说：产妇腹部疼痛，原本应当用枳实芍药散主治。如果服药后腹痛不能缓解，这是由于腹中有瘀血停滞于肚脐下部，用下瘀血汤主治，此方也可用于治疗瘀血所致的月经不调。

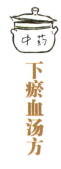

下瘀血汤方

大黄、桃仁、䗪虫（熬，去足）各9克。

用法：上药三味为末，炼蜜和为4丸。以酒200毫升，煎1丸，取160毫升，顿服之。

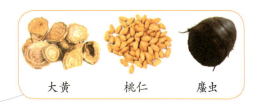

大黄　　　桃仁　　　䗪虫

功效解析：破血逐瘀。主治产妇瘀阻腹痛。症见产后脐下小腹或少腹部位疼痛拒按，或呈刺痛，痛甚于胀，恶露紫黯有块，量少不行，甚或恶露不下，兼有口唇干燥，大便秘结，舌淡红偏黯。

恶露：分娩时流出的瘀血。

膀胱：这里泛指下焦。

产后七八日，无太阳证，少腹坚痛，此恶露不尽。不大便，烦躁发热，切脉微实，再倍发热，日晡时烦躁者，不食，食则谵语，至夜即愈，宜大承气汤主之（方见痉病中）。热在里，结在膀胱也。

【白话译文】

妇人产后七八天，如果没有出现太阳表证，却出现小腹部坚硬疼痛的症状，这是恶露不尽，瘀血停滞于子宫所致。如果兼有不能大便，烦躁发热，脉象微实，尤其是在下午三四点钟时，烦躁发热更加严重，不能进食，食后则胡言乱语，到了夜晚就好转的，用大承气汤主治（方见痉病中）。这是由于邪热停滞于内，壅结在膀胱所致。

产后中风

产后风，续之数十日不解，头微痛，恶寒，时时有热，心下闷，干呕汗出，虽久，阳旦证续在耳，可与阳旦汤（即桂枝汤，方见下利中）。

风：中风。

产后中风，发热，面正赤，喘而头痛，竹叶汤主之。

【白话译文】

妇人在生产后感受风邪，病情拖延数十天仍不好，出现轻微头痛，怕冷，时常发热，心窝处痞闷，干呕、汗出，病情虽然迁延很久，但仍停留在太阳中风证，此时仍然可以服用阳旦汤（即桂枝汤，方见下利中）治疗，以解表散寒，调和营卫。

妇人在生产后感受风邪，出现发热，面色发红，气喘，头痛，用竹叶汤主治。

读书笔记

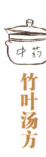

竹叶汤方

竹叶 20 克，葛根 9 克，防风、桔梗、桂枝、人参、甘草各 3 克，附子 6 克，大枣 5 枚，生姜 15 克。

用法：上十味，以水 1 升，煮取 300 毫升，分两次温服。温覆使汗出。

功效解析：温阳益气，疏风解表。主治产后中风。症见发热头痛，面红耳赤，气喘，恶风，伴身疼乏力，四肢欠温，舌质淡红、舌苔薄白，脉浮或浮缓无力。

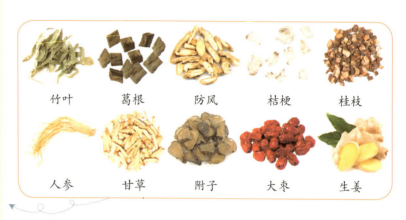

| 竹叶 | 葛根 | 防风 | 桔梗 | 桂枝 |
| 人参 | 甘草 | 附子 | 大枣 | 生姜 |

📝 读书笔记

《金匮要略》中的常用药物：竹叶

性味与归经	苦、甘、淡，寒。归心、小肠、肺、胃经。
功能与主治	清热生津，清心除烦，利尿。
用法与用量	5～15 克，煎服。鲜品 15～30 克。

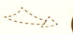

注意事项

脾胃虚寒者、阴虚火旺者慎用。

产后呕逆

妇人乳中虚，烦乱呕逆，安中益气，竹皮大丸主之。

【白话译文】

妇人在哺乳期间，中气虚弱，如果出现心烦意乱，呕吐的，应当安中益气，以竹皮大丸主治。

竹皮大丸方

生竹茹、石膏各15克，桂枝、白薇各7.5克，甘草18克。

用法：上五味，为末，枣肉和丸，弹子大。以饮服1丸，日三夜二服。

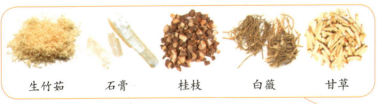

| 生竹茹 | 石膏 | 桂枝 | 白薇 | 甘草 |

功效解析：清热止呕，安中益气。主治妇人产后虚热。症见产后心中烦乱，呕逆不安，食欲缺乏，神疲，低热，舌红、苔少，脉滑数无力。

产后下利

❥ **产后下利虚极，白头翁加甘草阿胶汤主之。**

【白话译文】

妇人生产后，气血不足，又因腹泻下利，气血虚极，用白头翁加甘草阿胶汤主治。

白头翁、甘草、阿胶各6克，秦皮、黄连、黄柏各9克。

用法：上六味，以水1.4升，煮取500毫升，纳胶令消尽，分三次温服。

中药

白头翁 + **甘草阿胶汤方**

功效解析：清热治痢，益气养血。主治产后痢疾。症见大便脓血，腹痛即便，里急后重，肛门灼热，身热口渴，伴虚烦不寐，舌红、苔黄，脉象虚数。

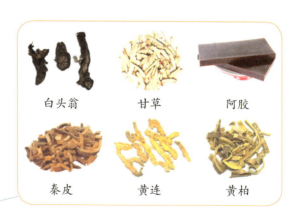

白头翁	甘草	阿胶
秦皮	黄连	黄柏

妇人杂病脉证并治
第二十二

总论妇人杂病

🌀 妇人之病，因虚、积冷、结气，为诸经水断绝，至有历年，血寒积结胞门，寒伤经络。凝坚在上，呕吐涎唾，久成肺痈，形体损分；在中盘结，绕脐寒疝，或两胁疼痛，与藏相连；或结热中，痛在关元。脉数无疮，肌若鱼鳞，时着男子，非止女身。在下未多，经候不匀。冷阴掣痛，少腹恶寒，或引腰脊，下根气街，气冲急痛，膝胫疼烦，奄忽眩冒，状如厥癫，或有忧惨，悲伤多嗔，此皆带下，非有鬼神。

久则羸瘦，脉虚多寒。三十六病，千变万端，审脉阴阳，虚实紧弦，行其针药，治危得安，其虽同病，脉各异源，子当辨记，勿谓不然。

胞门：子宫。

损分：形体消瘦，与未病前判若两人。

奄忽眩冒：突然发生晕厥。

厥癫：晕厥、癫狂一类的疾病。

带下：这里泛指妇人经带诸病。

【白话译文】

妇人患病的病因，通常是因虚损、积冷与气瘀所引起，导致月经失调，甚至闭经，历经数年时间，让积冷与结气存于子宫，寒邪损伤经络所致。如果凝结在上焦，就会影响肺，出现咳吐涎沫，寒邪郁久则化热，邪热损伤肺络，因此形成肺痈病，导致形体消瘦。如果积冷与结气凝于中焦，就会形成绕脐疼痛的寒疝病；或导致肝失疏泄，出现腹痛及两胁疼痛；如果寒邪从热化，邪热壅结于中焦，就会出现脐下关元处疼痛，脉象数，但无疮疡，全身肌肤枯燥好像鳞甲一般，此病也会出现于男子身上。如果积冷与结气凝于下焦，就会导致妇女下血不多，出现月经不调，前阴疼痛，少腹怕冷等症状，或疼痛牵引到腰脊部，下连于气街，以致发生冲气急痛，两腿膝部与小腿疼痛不宁，甚至突然出现眩晕或晕厥，神志失常，类似厥逆癫痫的症状，也可表现为忧愁，或悲伤易怒，这些都是妇女患带下病所致，并不是鬼神作祟。

如果病情日久不愈，则会导致身体消瘦，脉象虚弱，怕冷。妇人共有36种疾病，这些疾病的变化十分复杂，医者应当仔细审察脉象的变化，分辨阴阳、虚实、紧弦等脉象，并且根据病症的不同，或用针，或用药物来治疗，才能使病情转危为安。因为有些疾病虽然症状相

读书笔记

同，但脉象却完全不同，所以必须详细分辨，切不可不以为然。

梅核气

🌀 **妇人咽中如有炙脔（luán），半夏厚朴汤主之。**

炙脔：肉切成块名脔，炙脔即烤肉块。

【白话译文】

妇人自觉咽喉中好像有肉块梗塞，吐之不出，咽之不下，用半夏厚朴汤主治。

半夏厚朴汤方

半夏、茯苓各12克，厚朴9克，生姜15克，干苏叶6克。

用法：上五味，水煎服。分四次温服，日三次，夜一次。

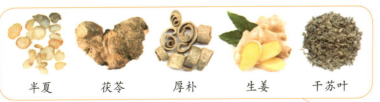

| 半夏 | 茯苓 | 厚朴 | 生姜 | 干苏叶 |

功效解析：行气开郁，降逆化痰。主治梅核气。症见咽中自觉有物阻塞，咳之不出，咽之不下，或刷牙时有恶心欲呕感，舌淡、苔白润或白滑，脉滑或弦缓。

脏 躁

❧ 妇人脏躁，喜悲伤欲哭，象如神灵所作，数欠伸，甘麦大枣汤主之。

【白话译文】

妇人患脏躁病，出现悲伤哭泣，精神失常，好像有神灵驱使一样，频频打呵欠，伸懒腰，用甘麦大枣汤主治。

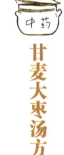

甘麦大枣汤方

甘草 9 克，小麦 9～15 克，大枣 10 枚。

用法：上三味，以水 600 毫升，煮取 300 毫升，分两次温服。

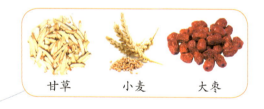

甘草　　小麦　　大枣

功效解析：养心安神，补脾益气。主治妇人脏躁。症见情志不宁，无故悲伤欲哭、频作欠伸、神疲乏力，伴心烦、易怒、失眠、便秘等，舌红、苔薄白或少苔，脉细数。

血室：狭义的是指子宫，广义的则包括子宫、肝、冲脉、任脉。

月经病

❧ 妇人中风七八日，续来寒热，发作有时，经水适断，此为热入血室，其血必结，故使如疟状，发作有时，小柴胡汤主之（方见呕吐中）。

【白话译文】

妇人感受风邪已经七八天，又重新出现寒热发作且时间有一定规律，月经也因而停止，这是邪热侵入血室的缘故。邪热与血液相聚合，发病时好像疟疾的症状，发作有定时，用小柴胡汤主治（方见呕吐中）。

妇人伤寒发热，经水适来，昼日明了，暮则谵语，如见鬼状者，此为热入血室，治之无犯胃气及上二焦，必自愈。

【白话译文】

妇人感受寒邪而发热，又刚好遇到月经来潮，白天神志正常，夜晚则神昏谵语，精神错乱，好像见到鬼一样，这是因为热入血室。在治疗时，不要损伤胃气和上、中二焦，病情必然自行痊愈。

妇人中风，发热恶寒，经水适来，得七八日，热除脉迟，身凉和，胸胁满，如结胸状，谵语者，此为热入血室也，当刺期门，随其实而取之。

【白话译文】

妇人感受风邪，出现发热，怕冷，又刚好遇到月经

读书笔记

来潮，经过七八天后，身热已退，又出现脉象迟缓，身体凉和，但胸胁胀满，好像患了结胸证一样，并且胡言乱语的，这是热入血室所致，治疗时应当用针灸法刺期门穴，以泻肝胆实热。

🌀 **问曰：妇人年五十所，病下利数十日不止，暮即发热，少腹里急，腹满，手掌烦热，唇口干燥，何也？**

师曰：此病属带下。何以故？曾经半产，瘀血在少腹不去，何以知之？其证唇口干燥，故知之。当以温经汤主之。

【白话译文】

问：妇人五十岁左右，患下体出血数十天而不止，傍晚时即发热，少腹部拘急，腹部胀满，手掌心发热，心烦，口干唇燥，这是什么原因呢？

老师答道：这是妇科的下血病。有什么根据呢？因为患者曾经小产，有瘀血停滞在少腹还不能完全尽除。怎么知道瘀血还没有去呢？从口干唇燥的证候就可以推知，应用温经汤主治。

📝 读书笔记

中药

温经汤方

吴茱萸、当归、阿胶、麦门冬（去心）各9克，芍药、川芎、人参、桂枝、牡丹皮（去心）、生姜、甘草、半夏各6克。

用法：上十二味，以水1升，煮取300毫升，去渣，分两次温服。

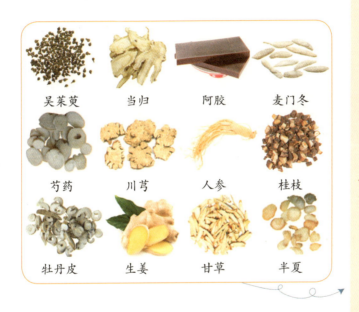

吴茱萸	当归	阿胶	麦门冬
芍药	川芎	人参	桂枝
牡丹皮	生姜	甘草	半夏

功效解析：温经散寒，养血祛瘀。主治虚寒挟瘀崩漏。症见月经不调，或前或后，或逾期不止，或一月再行，月经色黯有块，小腹冷痛喜热熨或刺痛拒按，伴唇口干燥，暮即发热，手心烦热，腹满，舌质紫黯，或边有瘀点瘀斑，脉沉涩或弦涩。

妇人**陷经**，漏下，黑不解，胶姜汤主之。

带下经水不利，少腹满痛，经一月再见者，土瓜根散主之。

妇人少腹满如**敦**（duì）状，小便微难而不渴，生后者，此为水与血俱结在血室也，大黄甘遂汤主之。

陷经：经气下陷，下血不止。

经水不利：月经行而不畅。

敦：古代盛食物的器具，上下稍锐，中部肥大。

【白话译文】

妇人经气下陷，下体出血淋漓不断，血色黑且不能停止的，用胶姜汤主治。

妇人月经不能如期而至，或月经循行不畅，小腹部满痛，月经一月两行的，用土瓜根散主治。

妇人出现少腹胀满如器皿敦状，小便稍微不通畅，口不渴的，如果发生于产后，这是水与血互相壅结在子宫的缘故，用大黄甘遂汤主治。

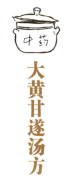

大黄甘遂汤方

大黄12克，甘遂、阿胶各6克。

用法：上三味，以水3升，煮取1升，顿服之。其血当下。

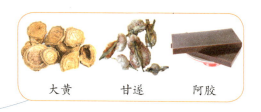

大黄　　甘遂　　阿胶

功效解析：破瘀逐水，养血扶正。主治月经不调。症见小腹胀满，疼痛拒按，其形隆起，小便微难，口不渴或下肢水肿，舌淡胖边有齿痕，苔白滑或白润，脉况弦而涩。

🌀 **寸口脉弦而大，弦则为减，大则为芤，减则为寒，芤则为虚，寒虚相搏，此名曰革，妇人则半产漏下，旋覆花汤主之**（方见五藏风寒积聚篇中）。

妇人经水不利下，抵当汤主之。

【白话译文】

如果寸口部出现弦大的脉象，脉弦表示气血衰弱，气血衰弱而出现脉象浮大时，为芤脉，气血衰弱主寒证，芤脉主虚证，寒与虚相合，称为革脉。这是妇人小产或漏下后出现的脉象。

妇人月经淋漓不断，或是月经量过少，是因为瘀血壅结于子宫的缘故，用抵当汤主治。

带下病

🌀 **妇人经水闭不利，藏坚癖（pǐ）不止，中有干血，下白物，矾石丸主之。**

蛇床子散方，温阴中坐药。

白物：白带。

【白话译文】

妇人月经停闭或是经行不畅，表示子宫内有瘀血干结不散，由于瘀血不去，形成湿热而排出白带的，用矾石丸主治。

妇人阴中寒冷，用温阴中坐药蛇床子散主治。

🖊 读书笔记

妇人腹痛

🌀 **妇人六十二种风，及腹中血气刺痛，红蓝花酒主之。**

妇人腹中诸疾痛，当归芍药散主之（见前妊娠中）。

妇人腹中痛，小建中汤主之（见前虚劳中）。

【白话译文】

妇人感受六十二种风邪，导致气血停滞不行而出现腹部刺痛的，用红蓝花酒主治。

妇人患各种腹痛证，用当归芍药散主治（见前妊娠中）。

妇人腹部疼痛的，用小建中汤主治（见前虚劳中）。

矾石丸方

矾石9克（烧），杏仁3克。

用法：上为末，炼蜜为丸，如枣核大。纳脏中，剧者再纳之。

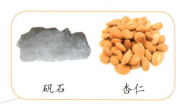

矾石　　　杏仁

功效解析：清热利湿，杀虫止痒。主治湿热白带。症见白带量多色黄，或具核，或阴痒，伴小腹疼痛，固定不移，按之则硬或闭经或月经色黯有瘀块，舌红、苔白腻或黄腻，脉滑数。

妇人转胞

➷ 问曰：妇人病，饮食如故，烦热不得卧，而反倚息者，何也？

师曰：此名转胞，不得溺也。以胞系了戾，故致此病。但利小便则愈，宜肾气丸主之。

胞：膀胱。

胞系了戾：膀胱之系扭转不顺。

【白话译文】

问：妇人患病，饮食正常，心中烦热，不能平卧，反而以背倚物而喘息，这是什么原因呢？

老师答道：这种病称为转胞，主要是小便不通，膀胱之系扭转不顺所致，只需通利小便，病情就可以痊愈，宜用肾气丸主治。

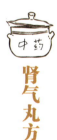

肾气丸方

干地黄128克，薯蓣、山茱萸各64克，茯苓、泽泻、丹皮各48克，桂枝、附子（炮）各16克。

用法：上八味，为末，炼蜜和丸，如梧桐子大。每服15丸，用酒送下，渐加至20丸，一日三次。

功效解析：温补肾气。主治转胞。症见腰酸脚软，肢体畏寒，少腹拘急，小便不利或频数，舌质淡胖，尺脉沉细。

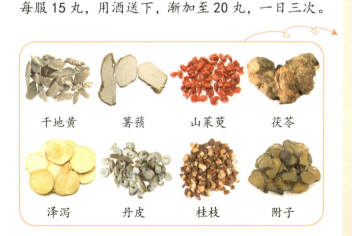

| 干地黄 | 薯蓣 | 山茱萸 | 茯苓 |
| 泽泻 | 丹皮 | 桂枝 | 附子 |

妇人前阴诸疾

❧ **少阴脉滑而数者，阴中即生疮，阴中蚀疮烂者，狼牙汤洗之。**

胃气下泄，阴吹而正喧，此谷气之实也，膏发煎导之（见黄疸中）。

阴吹：前阴出气。

正喧：前阴出气较频繁，甚至声响连续不断。

【白话译文】

少阴脉出现滑数的脉象，主要是湿热下注导致前阴生疮，如果前阴腐蚀糜烂的，用狼牙汤外洗。

如果胃气下泄，前阴出声好像肛门排气一样喧然有声的，这是由于肠中大便燥结所致，用膏发煎润肠通便，大便一通气归常道，阴吹自然消失。

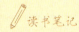
读书笔记